Yoga für Schwangere

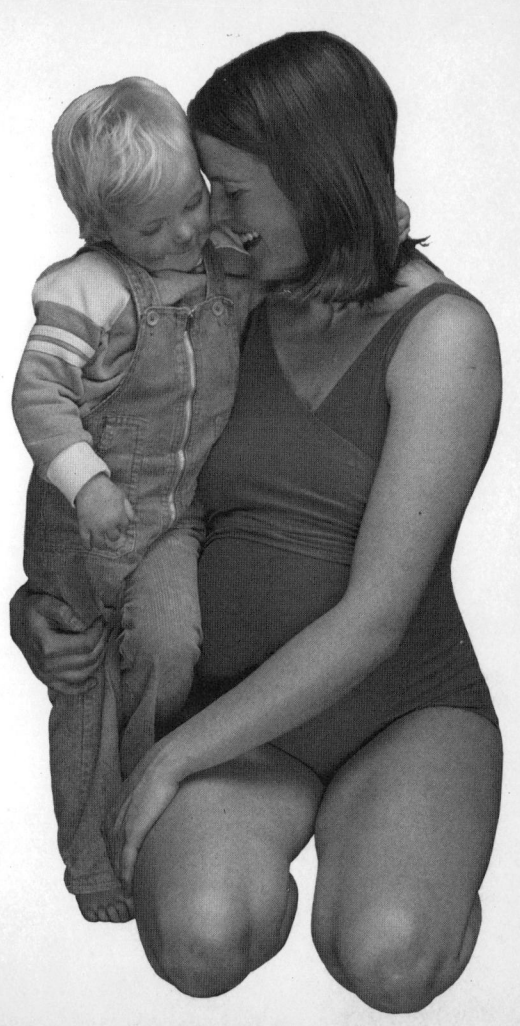

Verena Bolesta-Hahn

Yoga für Schwangere

Der Weg zur sanften Geburt

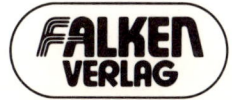

Weitere Yoga-Titel im Falken-Programm:
Alois Raab: „Yoga gegen Haltungsschäden und Rückenschmerzen"
Lothar Frank, Ursula Ebbers: „Gesundheit und Spannkraft durch Yoga"
Kareen Zebroff: „Yoga für Jeden" und „Aktiv-Yoga"

CIP-Kurztitelaufnahme der Deutschen Bibliothek

Bolesta-Hahn, Verena:
Yoga für Schwangere : d. Weg zur sanften Geburt /
Verena Bolesta-Hahn. – Niedernhausen/Ts. :
Falken-Verlag, 1985.
 (Falken-Bücherei)
 ISBN 3-8068-0777-9

ISBN 3 8068 0777 9

© 1985 by Falken-Verlag GmbH, 6272 Niedernhausen/Ts.
Titelbild und Fotos: Fotostudio Burock, Naurod
Foto S. 100: Jahreszeiten-Verlag, Hamburg
Foto S. 107: Silvestris Fotoservice, Kastl
Die Ratschläge in diesem Buch sind von Autor und Verlag sorgfältig erwogen und geprüft, dennoch kann eine Garantie nicht übernommen werden. Eine Haftung des Autors bzw. des Verlages und seiner Beauftragten für Personen-, Sach- und Vermögensschäden ist ausgeschlossen.
Satz: Main-Taunus-Satz, Giebitz + Kleber, Eschborn
Druck: Druckerei Ernst Uhl, 7760 Radolfzell

817 2635 4453 6271

Inhalt

Warum Yoga während der
Schwangerschaft?   7

1. Kapitel
Yoga ist mehr als Gymnastik   10
Die Bedeutung und Wirkung
des Atems   10

Atemübungen
Tiefe Bauchatmung   13
Yogi-Vollatmung   14
Reinigender Atem   15
Tönender Atem   16
Die Bedeutung und Wirkung
der Tiefenentspannung   18

Entspannungsübungen
Schwamm I   19
Schwamm II   25
Meditation – eine wichtige
Ergänzung   26

Meditationsübungen
Beobachten der
Gedanken   27
Mantra-Meditation   29
Beobachten des Atems   29
Gegenstandsmeditation   30

2. Kapitel
Die Praxis des Yoga   31
   Vorbemerkung zur
   Durchführung der Asanas   31

Die Asanas und ihre Wirkung
auf den Körper   35
Die Wirkungsbereiche der
Asanas (Tabelle)   36
Vorschläge für verschiedene
Übungsprogramme   39

3. Kapitel
Übungsteil   43

*Aufwärm- und
Lockerungsübungen*
Auf der Stelle hüpfen
oder laufen   43
Handflächenreiben   44
Ausschütteln der Arme
und Beine   45
Passives Kopfheben   46
Nackenrollen   47

Die Meditationshaltungen
Fersensitz   48
Diamantsitz   49
Schneidersitz   50
Einfacher Sitz   51
Vollkommener Sitz   52
Halber Lotossitz   53
Lotossitz   54

*Übungen für die Bauch-
und Unterleibsorgane*
Halbmond   55
Kniedruck   56

Liegender Held	57
Adler	58
Dreieckshaltung	60
Stern	62
Beckenhebeübung	63

Übungen für die Bauch- und Rückenmuskulatur

Seitliches Beinheben	64
Einseitiges Beinheben	65
Beckenkippen	66
Tapferkeitshaltung	68
Halbe Kerze	69

Übungen für Brust und Oberkörper

Kuhmaul	70
Handflächendruck	72
Berg	73
Tanzhaltung	74
Kamel	75

Übungen für die Wirbelsäule

Baum	76
Krokodil	78
Drehsitz	80
Leichter Drehsitz	81
Katze	82
Halbe Brücke	84

Übungen für den Kopf-, Nacken- und Schulterbereich

Fisch	85
Löwe	86

Übungen zur Geburtsvorbereitung und für den Beckenboden

Schakti-Haltung	87
Hocke	88
Afterschließmuskel-Kontraktion	90
Beinspreizen	91
Spagat	92

4. Kapitel

Die natürliche und sanfte Geburt	93
Das Geburtserlebnis für Mutter und Kind	93
Die Phasen der Geburt	94

5. Kapitel

Nach der Geburt	102
Die Nachwehen und die Rückbildung	102
Leichte Übungen direkt nach der Geburt	103
Übungen zur Rückbildung und Kräftigung	105
Ausblick	106

Warum Yoga während der Schwangerschaft?

Die Schwangerschaft mit ihren körperlichen, emotionalen und geistigen Veränderungen stellt eine neue und tiefgreifende Erfahrung im Leben einer Frau dar. Ganz gleich, ob es sich dabei um die erste oder etwa fünfte Schwangerschaft handelt: Das Wunder der Schöpfung eines neuen Lebewesens wird immer wieder als neu und einzigartig empfunden und der Wunsch, diese Zeit möglichst bewußt und in einem guten körperlichen und geistig-seelischen Zustand zu erleben, ist völlig natürlich. Stellt doch gerade die Schwangerschaft große Anforderungen an Körper, Seele und Geist und macht bewußt, wie eng diese miteinander verbunden sind, und daß sie sich gegenseitig beeinflussen. Erfährt man schon unter sogenannten „normalen Umständen" wie sehr das körperliche Befinden Gefühle und Denken beeinflußt, so ist diese Empfindung während der Schwangerschaft noch um ein Vielfaches verstärkt. Die hormonelle Veränderung in den ersten drei Monaten beeinflußt das Gefühlsleben und löst oft starke emotionale Schwankungen aus, die von „himmelhochjauchzend" bis „zu Tode betrübt" reichen können.

Hinzu kommt, daß sich durch die Energie des entstehenden Kindes die gesamte sinnliche Wahrnehmung äußerst intensiviert und verfeinert. Man könnte den Eindruck gewinnen, die werdende Mutter sieht, hört, schmeckt und riecht mit den feinen Sinnen ihres sich entwickelnden Kindes. Diese ganz neue Sensibilität im Gefühls- und Sinnesbereich zu verarbeiten, beansprucht die körperlichen und geistig-seelischen Kräfte in erhöhtem Maße.

Es kann sein, daß Sie sich besonders in den ersten drei Monaten müde und unausgeglichen oder nervlich überfordert fühlen. Das Bedürfnis nach Ruhe, Sicherheit und Stabilität ist jetzt besonders stark ausgeprägt, und man sollte ihm soweit als möglich auch nachkommen. Alles, was übermäßig anstrengt, ermüdet oder aufregt sollte vermieden werden. Andererseits ist aber ein gezieltes körperliches und geistiges Training gerade während der Schwangerschaft unerläßlich und trägt außerordentlich zum Wohlbefinden bei. Es versetzt Sie außerdem in die Lage, sich auf die bevorstehende Geburt vorzubereiten und Ihre Kräfte gezielt einzusetzen, um so bewußt wie möglich dabei mitzuarbeiten.

Warum Yoga während der Schwangerschaft?

Hier bietet sich die Praxis des Hatha-Yoga als geradezu ideal an. Das Wort Hatha-Yoga stammt aus dem alt-indischen Sanskrit. Yoga bedeutet das Anschirren, Anjochen, aber auch die Verbindung und Vereinigung, was auf zweierlei Arten verstanden werden kann. Zum einen meint es das Anschirren und Anjochen der Gedanken im Sinne einer geistigen Selbstdisziplin, zum anderen ist die Verbindung und Vereinigung mit Gott, unserem Ursprung und unserem eigenen wahren Selbst gemeint. Hatha setzt sich zusammen aus „ha" = die Sonne und „tha" = der Mond, die Symbole für das männliche und weibliche Prinzip der menschlichen Psyche und die positiven und negativen Energieströme innerhalb des menschlichen Körpers. Diese beiden Energien müssen geeint werden, um ein vollkommenes Gleichgewicht herzustellen und zu einer neuen, tragfähigen Ganzheit zu finden.

Im traditionellen indischen Yoga ist der Hatha-Yoga die Grundstufe, die Körperhaltungen (Asanas), Entspannungs-, Atem- und teilweise Meditationstechniken umfaßt. Das Ziel ist die Durchgeistigung, Durchlässigkeit und das völlige Bewußtwerden des Körpers als Voraussetzung für den weiterführenden Raja-Yoga, der in der Erkenntnis und Erfahrung des Einheitsbewußtseins mit dem göttlichen Selbst mündet. (Auf diese weiterführenden Yoga-Disziplinen kann innerhalb des Buches nicht weiter eingegangen werden, da es seinen Rahmen bei weitem sprengen würde und für unser Thema letztlich auch nicht so wichtig ist.)

Asanas, Atem-, Entspannungs- und Meditationsübungen sind in diesem Buch bewußt so gehalten, daß sie keine Yoga-Praxis voraussetzen und sowohl von Anfängern als auch von Fortgeschrittenen ausgeübt werden können. Für die Schwangerschaft ist der Hatha-Yoga gerade deshalb so gut geeignet, weil er durch die Arbeit am Körper den ganzen Menschen, also Körper, Geist und Seele erfaßt und entwickelt. Fast alle bekannten Übungen zur Geburtsvorbereitung basieren auf den jahrtausendealten Yogaübungen, den Atem- und Entspannungstechniken. Die Asanas werden langsam, sanft und rhythmisch ausgeführt und ohne Anstrengung, völlig entspannt eingenommen. Jegliches Leistungsprinzip entfällt hier. Die Aufmerksamkeit der Übenden ist ganz nach innen gerichtet, um den eigenen Körper bewußt kennen und fühlen zu lernen. Besonderer Wert wird auf das Erlernen der „Entspannung in der Spannung" gelegt, was eine spezielle Form der Geburtsvorbereitung darstellt und der werdenden Mutter hilft, trotz höchster Anspannung der Gebärmutter während der Geburt den übrigen Körper entspannt zu halten.

Erweiterung der Sensibilität

Durch das Dehnen und Strecken der einzelnen Muskelgruppen werden diese elastisch und weich. Verspannungen lösen sich, wodurch vermehrt Energie frei wird und der Lebensstrom ungehindert fließen kann. Die feinstofflichen Kraftzentren, auch Chakras genannt, werden aktiviert und harmonisiert, was sich unter anderem durch größere geistige Klarheit, seelische Stabilität und stärkere Nervenkraft bemerkbar macht.

Die Organe, die während der Schwangerschaft vermehrte Arbeit zu leisten haben, werden gut durchblutet und massiert. Ebenso werden Wirbelsäule, Bänder und Sehnen, die mit dem zunehmenden Gewicht des wachsenden Kindes stärker beansprucht sind, gedehnt und gekräftigt.

Durch Atemübungen, Tiefenentspannung und Meditation wird die neue Sensibilität unterstützt und gleichzeitig die Gefühle stabilisiert. Das bewußte „Loslassen" wird erlernt, was, verbunden mit der richtigen Atmung, während der ganzen Schwangerschaft – besonders aber bei der Geburt – eine große Hilfe darstellt. Alles in allem wird die Praxis des Hatha-Yoga der werdenden Mutter helfen, Schwangerschaft und Geburt als eine erfüllte und bewußte Zeit des inneren Wachstums und der Vervollkommnung zu erleben, was sich ebenso positiv auf ihr Baby als auch auf ihre unmittelbare Umgebung auswirken wird.

1. KAPITEL

Yoga ist mehr als Gymnastik

Wie schon in der Einleitung gesagt, umfaßt Yoga den ganzen Menschen – Geist, Seele und Körper. Neben einer sanften und allmählichen Vorbereitung des Körpers, seiner Muskeln und Organe, auf die Anforderungen der Schwangerschaft und Geburt, übt Yoga in besonderem Maße die Fähigkeit zum bewußten Entspannen, zum „Sich-Loslassen".

Diese Kunst ist in unserer hektischen Zivilisation leider kaum noch verbreitet. Gerade eine werdende Mutter sollte aber darauf achten, die Zeit der Schwangerschaft in einer möglichst harmonischen und ruhigen Stimmung zu verbringen, denn aller Streß und Aufregungen teilen sich auch dem ungeborenen Kind mit. Und die Fähigkeit zur Entspannung ist gerade während der schweren Arbeit der Geburt von besonderer Bedeutung.

Wollen Sie also mit Hilfe von Yoga Ihre innere Ausgeglichenheit und die Fähigkeit zur Entspannung stärken, genügt es nicht, nur die im Übungsteil vorgestellten Asanas (= Haltungen) auszuführen, sondern Sie sollten auch Ihre Atemtechnik und Ihr Potential zur Entspannung und – als weiterführende Übung – zur Meditation entwickeln und diese Praktiken zu festen Bestandteilen Ihres Übungsprogramms machen. Nur so werden Sie die wohltuende Wirkung, die Yoga nicht nur für den Körper sondern auch für Ihre seelische Verfassung haben kann, erfahren.

Die Bedeutung und Wirkung des Atems

Das Atmen ist der zentrale Lebevorgang unseres Körpers. Der Mensch kann längere Zeit ohne Nahrung überleben, kürzere Zeit ohne Flüssigkeit, ohne zu atmen jedoch nur wenige Minuten. Daher ist es gut, daß der Atemvorgang automatisch, sozusagen von selbst geschieht und es nicht unserer willentlichen Entscheidung unterliegt, ob wir atmen wollen oder nicht.

Leider atmen aber die wenigsten erwachsenen Menschen unseres Kulturkreises automatisch auch richtig. Die meisten schöpfen weniger als ein Drittel ihrer Atemkapazität aus. Geistige und körperliche Gesundheit, Wohlbefinden, seelische Ausgeglichenheit und Stabilität hängen jedoch in hohem Maße von einer richtigen Atmungsweise ab. Aus diesem Grund legt der Yoga großen Wert auf das Üben des rechten Atmens, das zuerst mit der Bewußtwerdung des Atems beginnt.

Die Bedeutung des Atems

Was geschieht nun eigentlich wenn man atmet? Die Luft wird durch die Nase eingesogen, wo sie durch feine Flimmerhärchen gereinigt und von den Nasenschleimhäuten angefeuchtet und erwärmt wird. (Atmet man dagegen durch den Mund ein, ist die Luft zu kalt, zu trocken und nicht gereinigt, was leicht zu Halsentzündungen und Erkältungskrankheiten führen kann. Es empfiehlt sich deshalb immer, durch die Nase einzuatmen!) Die so in der Nase zubereitete Luft strömt in die Luftröhre und gelangt von dort aus in die Lunge, die die Form einer Baumkrone hat, mit vielen zahlreichen Verästelungen, an deren Ende die Lungenbläschen sitzen. Diese Bläschen sind umsponnen von haarfeinen Blutgefäßen, den Kapillaren. Von den Lungenbläschen gelangt der Sauerstoff in die Kapillargefäße und so ins Blut, welches dann zuerst zum Herzen fließt. Von dort tritt es in den großen Blutkreislauf ein und versorgt alle Zellen des Körpers mit frischem Sauerstoff, der von diesen im sogenannten Oxidations- oder Verbrennungsprozeß verbraucht wird. Hierbei entsteht als Schlacken- und Abfallprodukt Kohlendioxid. Das Kohlendioxid wird von den Venen zurück zur Lunge transportiert, von den Lungenbläschen aufgenommen und beim Ausatmen ausgeschieden. Führt man sich diesen Atmungsprozeß bewußt vor Augen, so wird klar, wie wichtig zunächst einmal das vollständige Ausatmen ist, um den Körper von Abfallprodukten zu befreien. Der Mensch, der nicht richtig ausatmet, gleicht einem Ofen, der verstopft ist und deshalb nicht richtig brennen kann. Nicht ausgeschiedene Schlacken vergiften auf die Dauer den Organismus. Der gesamte Stoffwechsel verlangsamt sich, die Verdauung wird träge, und es entsteht ein idealer Nährboden für alle möglichen Stoffwechselerkrankungen.

Mit dem tiefen Ausatmen dagegen reinigt sich der Körper von allen Schlacken und kann beim Einatmen so viel Sauerstoff aufnehmen, wie er braucht, um die Zellen und das Blut gesund zu erhalten. Während der Schwangerschaft ist dies von besonderer Wichtigkeit, weil ja das Wachstum und Gedeihen des Kindes im Mutterleib in großem Maße von der Qualität des mütterlichen Blutes abhängen.

Es ist aber nicht nur der Sauerstoff allein, der bei der Atmung eine wesentliche Rolle spielt. Die Luft, die wir atmen, ist auch Träger der Lebensenergie, dem sogenannten „Prana", wie es im Sanskrit bezeichnet wird. „Prana" ist die Lebenskraft, die allen Dingen innewohnt: der Erde, dem Wasser, dem Feuer und vor allem aber der Luft. Diese Kraft wird von Pflanzen, Tieren und Menschen aufgenommen und wieder verströmt. Durch Prana sind alle lebenden Wesen in einem ständigen Energieaustausch miteinander verbunden. Ohne Prana wäre kein Leben hier auf der Erde möglich, so wie es unmöglich ist, einen toten Körper durch bloßen Sauerstoff zum Leben zu erwecken. Durch tiefes, richtiges Atmen, am besten in der freien Natur, verbinden wir uns mit dieser Lebenskraft und laden unseren Körper, unsere Seele und unseren Geist damit auf.

Wie aber atmet man richtig? Richten Sie Ihre Aufmerksamkeit einmal auf die eigene Atmung. Zuerst wird Ihnen wahrscheinlich auffallen, daß es recht schwierig ist, den eigenen Atem zu beobachten ohne ihn gleichzeitig zu beeinflussen. Meist vertieft sich der Atem nämlich, sobald man sich seiner bewußt wird. Das bewußte Beobachten und Erspüren des Atems ist daher die Grundlage für den tiefen Atem. Weiterhin werden Sie vielleicht merken, daß sich vorwiegend Ihre Schultern und der obere Brustkorb beim Atmen bewegen, der Bauch dagegen wenig oder gar nicht. Diese oberflächliche Atmungsform ist charakteristisch für die Menschen unseres Kulturkreises, die an das typische: „Bauch rein Brust raus", gewöhnt sind. Bei den Frauen wird diese Haltung oft noch durch entsprechend einengende Kleidung verstärkt. Das führt oft dazu, daß der Bauch versteckt, das heißt eingezogen und damit angespannt und verkrampft wird. Mit angespanntem Bauch tief zu atmen, ist aber völlig unmöglich. Der erste Schritt zur richtigen Atmung liegt also im bewußten Loslassen des Bauches und dem Erspüren des Atems im Bauch.

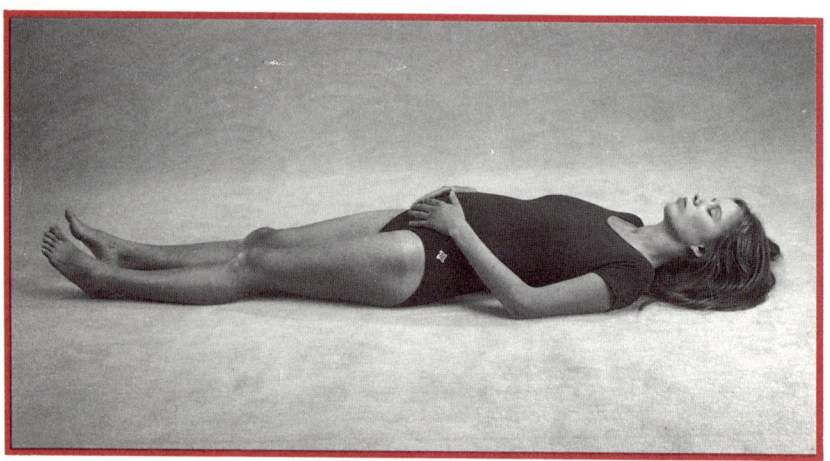

Atemübungen

Tiefe Bauchatmung

Legen Sie sich mit ausgestreckten Beinen auf eine feste Unterlage entspannt auf den Rücken. Legen Sie beide Hände auf den Bauch und lassen Sie sich tief im Bauch los.
Fangen Sie dazu mit dem Entspannen der Bauchmuskulatur an, indem Sie sie zuerst kurz bewußt anspannen und dann loslassen. Stellen Sie sich dann vor, wie Sie sich tief in den Bauch sinken lassen. Alle Muskeln, alle Organe sind entspannt. Ihr Bauch fühlt sich weich und warm an. Sie sind völlig gelöst. Atmen Sie tief durch die Nase aus und versuchen Sie, auch den letzten Rest Luft hinauszublasen. Ihr Bauch senkt sich dabei. Lassen Sie nun die Luft von selbst durch die Nase einströmen, Ihr Bauch hebt sich. Lassen Sie den Atem ganz tief in den Bauch hinunter, aber achten Sie darauf, daß der Bauch dabei völlig entspannt bleibt. Es wäre falsch, den Bauch im Rhythmus des Atems einzuziehen und herauszustrecken. Vielmehr geht es darum, das sanfte Auf und Ab des Atems im Bauch zu spüren. Der Atem bewegt den Bauch, der ganze übrige Körper liegt bei dieser Übung völlig ruhig am Boden. Schultern und Schlüsselbein sollten sich beim Atmen nicht mitbewegen. Ein leichtes Heben und Senken des Brustkorbes wird zuerst unvermeidlich sein; man sollte sich aber nur auf die Bewegung des Bauches konzentrieren! Üben Sie die „Tiefe Bauchatmung" so lange im Liegen, zum Beispiel auch abends vor dem Einschlafen, bis Sie das Gefühl haben, bewußt tief und entspannt in den Bauch atmen zu können!

Variation 1

Die „Tiefe Bauchatmung" kann auch im Diamant- oder im Fersensitz (siehe Seite 48 und 49) ausgeführt werden. Hierbei ist es wichtig, daß Rückgrat und Kopf eine gerade Linie bilden und die Schultern völlig entspannt sind. Die Hände legt man leicht an den Bauch.

Variation 2

Wenn Sie die Übung im Liegen und Sitzen beherrschen, können Sie sie auch im Stehen versuchen: Legen Sie die Hände seitlich an den Bauch und achten Sie darauf, daß Kopf und Rückgrat eine gerade Linie bilden und lösen Sie sich in den Schultern, aber lassen Sie diese nicht nach vorne hängen. Machen Sie kein Hohlkreuz!
Versuchen Sie bei der Ausführung aller Asanas tief in den Bauch hineinzuatmen. Es sei denn, es ist ausdrücklich eine andere Atemführung vorgegeben.

Yogi-Vollatmung

Von der tiefen Bauchatmung führt der nächste Schritt zur Yogi-Vollatmung, der Atmungsform, die als die perfekte Yoga-Tiefatmung gilt. Beherrscht man erst einmal die tiefe Bauchatmung, was Geduld braucht, wird die Yogi-Vollatmung nicht mehr allzu schwierig zu erlernen sein. Sie beginnen dazu mit der tiefen Bauchatmung im Liegen, mit beiden Händen auf dem Bauch. Atmen Sie zuerst tief aus und spüren Sie dann, wie der Bauch sich mit dem Einatmen wieder hebt. Der untere Teil der Lunge hat sich mit Luft gefüllt. Atmen Sie nun weiter, und füllen Sie den mittleren Teil der Lunge mit Luft. Sie kommen damit zur Brustkorb- oder Rippenatmung. Legen Sie dazu eine Hand auf den Brustkorb und spüren Sie, wie der Atem den Brustkorb weitet. Atmen Sie noch etwas tiefer ein und spüren Sie, wie auch der obere Teil des Brustkorbs, die beiden Schlüsselbeine, durch den Atem gedehnt werden. Jetzt ist die ganze Lunge mit Luft gefüllt. Atmen Sie nun, ohne die Luft anzuhalten, in umgekehrter Reihenfolge wieder aus. Zuerst senken sich die Schlüsselbeine, dann der Brustkorb und zum Schluß der Bauch. Atmen Sie vollständig aus, indem Sie zum Schluß den Rest Luft stoßweise durch die Nase ausatmen. Achten Sie aber darauf, den Atem niemals zu zwingen oder zu pressen, Sie riskieren sonst, das Herz zu überanstrengen oder die Lungen krankhaft zu erweitern! Vielmehr sollte der Atem wie eine ruhige Wellenbewegung tief und gleichmäßig durch den Körper fließen.

Lassen Sie sich beim Erlernen der „Tiefen Bauchatmung" und der „Vollkommenen Yogi-Atmung" viel Zeit. Jahrelange Fehlhaltung und Fehlatmung lassen sich nicht von heute auf morgen radikal verändern. Üben Sie mit viel Geduld und Ausdauer und vor allem regelmäßig. Versuchen Sie, während Ihrer täglichen Verrichtungen öfter einmal inne zu halten und in der beschriebenen Weise tief und ruhig zu atmen, auch im Sitzen oder Stehen. Je öfter und ausdauernder Sie üben, desto mehr wird Ihnen die vollkommene Tiefenatmung zur Gewohnheit werden, bis Sie eines Tages „automatisch" wieder richtig atmen. Selbst wenn Sie die „Tiefe Bauchatmung"

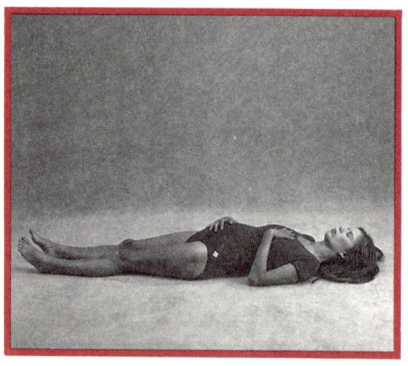

oder den „Vollkommenen Yogi-Atem" nur ein- oder zweimal täglich praktizieren, wird sich Ihre körperliche, nervliche und geistige Verfassung erheblich verbessern.

Ein weiterer gesundheitlich wichtiger Effekt der Tiefenatmung ist die Organmassage. Während sich Lunge und Herz beim Einatmen ausdehnen, senkt sich die Lunge auf das Zwerchfell, welches, nach unten ausweichend, die Bauchorgane leicht zusammen- und nach vorne drückt. Der Bauch wölbt sich. Umgekehrt verhält es sich beim Ausatmen: Lunge und Herz werden klein und fest, das Zwerchfell geht in die Höhe und die Bauchorgane dehnen sich aus. Durch das Dehnen und Pressen werden die Organe massiert und gut durchblutet, wodurch sie gesund und funktionstüchtig bleiben.

Reinigender Atem

Um die Ausatmung noch zu vertiefen und damit den Körper vermehrt von Schlacken und Abbauprodukten zu befreien, bietet sich der „Reinigende oder Schnaufende Atem" an. Sitzen Sie dazu entspannt in einer für Sie bequemen Meditationshaltung (siehe Seite 48 ff), oder, wenn nötig, auch auf einem Stuhl. Rückgrat und Kopf sollten mühelos aufrecht gehalten werden können und eine gerade Linie bilden. Lassen Sie sich nun im Bauch los und atmen Sie, wie bei der „Vollkommenen Yogi-Atmung" beschrieben, tief aus und ein. Halten Sie nach dem Einatmen kurz inne und atmen Sie dann aus, indem Sie kurz und stoßweise heftig durch die Nase schnaufen. Gegen Ende der Ausatmung werden die „Schnaufer" immer leiser und kürzer. Schnaufen Sie so lange, bis Sie das Gefühl haben, daß Ihre Lunge völlig leer ist. Dann lassen Sie den Atem in der vorher beschriebenen Reihenfolge: Bauch, Brustkorb, Schlüsselbein langsam und tief einströmen.

Diese Atemübung können Sie, je nach Annehmlichkeit, bis zu fünfmal hintereinander ausführen.

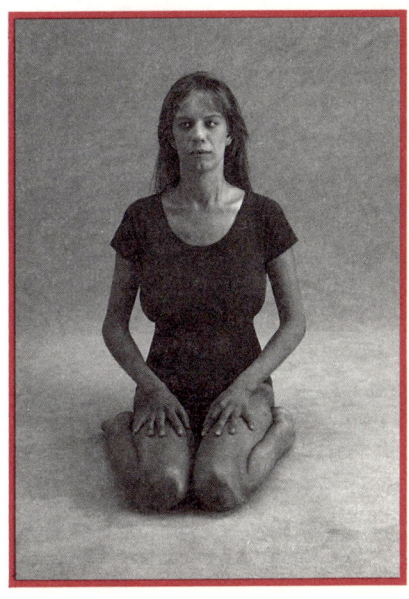

Tönender Atem

Der „Tönende Atem" hilft, die Lebensvorgänge im Körper zu rhythmisieren und in Harmonie zu bringen. Er stärkt das seelische Gleichgewicht, beruhigt und kräftigt die Nerven und schenkt innere Ruhe und Frieden. Die Vibrationen der einzelnen Töne, die beim Ausatmen hervorgebracht werden, wirken positiv auf die verschiedenen Körperregionen, was durch entsprechende Bewegungen noch unterstützt wird. So wirken:

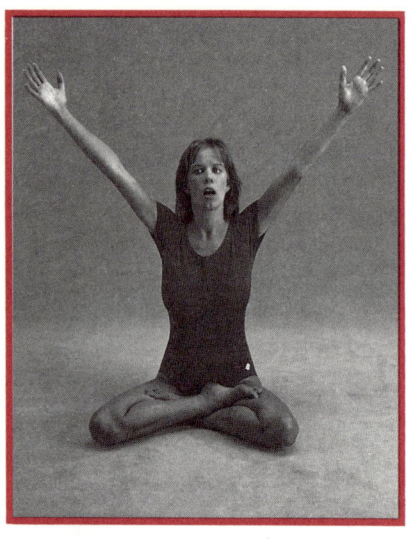

- A – auf die Lunge
- O – auf das Herz
- U – auf den Unterleib
- M – auf den Hals- und Kopfbereich

Zusammen ergeben die einzelnen Laute das Mantra „AOUM". Ein Mantra ist im Yoga eine magische Klangfolge von Vokalen und Konsonanten, deren Ursprung meist im Sanskrit liegt, die durch ihre besonderen Vibrationen imstande sind, Körper und Geist in Harmonie zu versetzen und einen Zustand der inneren Ruhe und des Friedens zu schaffen.

Im Kapitel über die Meditation wird darauf noch näher eingegangen werden.

Setzen Sie sich in eine für Sie bequeme Meditationshaltung. Lassen Sie nach einem tiefen Ausatmen den Atem einströmen und atmen Sie dann mit weit geöffnetem Mund laut und deutlich auf „A" aus. Strecken Sie die Arme dabei weit über den Kopf nach oben. Konzentrieren Sie sich auf den Lungenbereich. Gegen Ende des Ausatmens senken Sie die Arme langsam wieder und legen die Hände in den Schoß.

Lassen Sie ein paar Atemzüge verstreichen, atmen Sie dann wieder tief ein und langsam und deutlich auf „O" aus, wobei Sie die Arme und Hände in Brusthöhe zu einem Kreis oder O formen und sich auf die Herzgegend konzentrieren. Senken Sie die Arme gegen Ende des Ausatmens langsam wieder und legen Sie die Hände ein paar Atemzüge lang in den Schoß.

Atemübungen

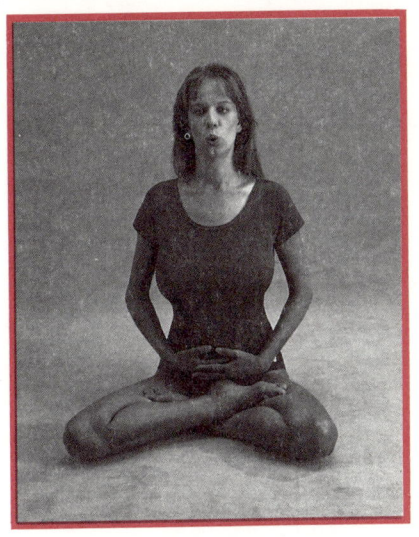
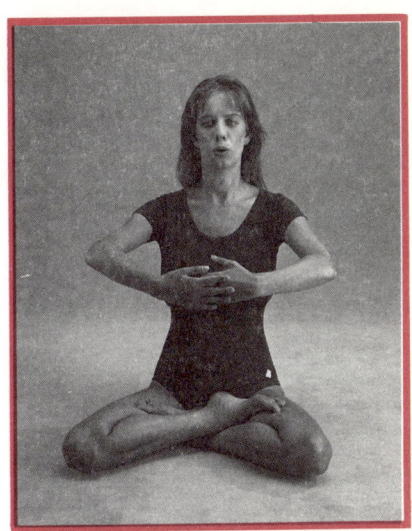
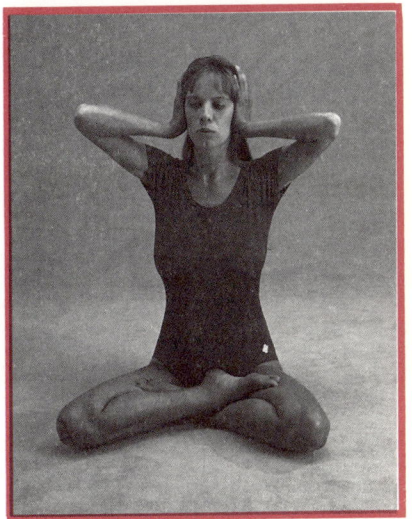

Das nächste tiefe Ausatmen erfolgt auf „U". Dabei legen Sie Ihre Hände auf den Bauch und konzentrieren sich auf den Unterleib.

Nach einer Pause atmen Sie durch die Nase und mit geschlossenem Mund auf „M" aus. Legen Sie dazu die Hände auf die Ohren und spüren Sie die Vibration des Lautes in Ihrem Kopf und Halsbereich. Lassen Sie die Hände gegen Ende des Ausatmens in den Schoß sinken und atmen Sie ein paarmal ruhig und tief aus und ein. Wiederholen Sie den „Tönenden Atem" sooft es Ihnen angenehm ist. Versuchen Sie dabei, sich Bewegungen und Laute gut einzuprägen, so daß Sie nach einer Weile den „Tönenden Atem" auch ohne ins Buch zu schauen ausführen können.

Yoga ist mehr als Gymnastik

Die Bedeutung und Wirkung der Tiefenentspannung

Entspannung ist die Grundlage des Yoga. Nur ein wirklich entspannter Mensch ist in der Lage, ein Gefühl für seinen Körper zu entwickeln und seine Kräfte gezielt einzusetzen, wie es zum Beispiel bei der Geburtsarbeit erforderlich ist.

Viele Menschen unserer Zeit leiden an Überaktivität, Hetze und Reizüberflutung, was oft Ruhelosigkeit, nervöse Erschöpfung, Schlafstörungen und Konzentrationsschwäche zur Folge hat. Man fühlt sich müde und abgespannt. „Es schlägt mir auf den Magen", „es geht mir an die Nieren", „mir läuft die Galle über" sind Redensarten, die man häufig hören kann und die anzeigen, daß auch die Organe unter Dauerstreß zu leiden haben. Während der Schwangerschaft sollte man Streß in obengenannter Form auf jeden Fall besonders zu vermeiden suchen. Wenn irgend möglich, sollte man sein Leben insgesamt ruhiger, beschaulicher und harmonischer gestalten. Lange Spaziergänge in der freien Natur, öfter mal eine Ruhepause, ein gutes Buch und sonstige Dinge, die Ihnen Freude bereiten, können dazu beitragen. Denken Sie daran, daß sich Ihre Empfindungen, Gefühle und Eindrücke Ihrem noch ungeborenen Kind in gewisser Weise mitteilen. Trotzdem will es aber gerade in dieser Zeit nicht immer gelingen, ruhig und gelassen zu bleiben. Beruf oder Haushalt und Kinder fordern oft den vollen Einsatz und beanspruchen unsere Nervenkraft. Hinzu kommt, daß das werdende Kind dem mütterlichen Körper viel Kraft entzieht, die es für seinen eigenen Aufbau braucht, und Gefühle und Sensibilität durch die große hormonelle Umstellung im Körper stark intensiviert sind, das heißt, es wird auch mehr Kraft gebraucht, um damit umzugehen. Alles in allem werden während der Schwangerschaft hohe Anforderungen an die Energie der werdenden Mutter gestellt. Um so wichtiger ist es gerade jetzt, die Kunst des richtigen Entspannens zu üben.

Wie aber entspannt man richtig? – Der moderne Mensch setzt Entspannung oft mit Ablenkung und, damit verbunden, neuen Sinneseindrücken gleich. Wohl mögen ein guter Film, ein spannendes Buch oder schöne Musik helfen, sich für kurze Zeit aus dem Alltagsstreß zu lösen. Die Sinne, der Geist, die Nerven und die Gefühle kommen dabei aber nicht zur Ruhe, was bedeutet, daß im Körper auch keine tieferen Spannungen abgebaut werden. Körper, Geist und Seele sind eng miteinander verknüpft und beeinflussen sich gegenseitig. Man kann den Körper nicht vollständig entspannen, wenn man über etwas nachdenkt, die Gefühle erregt sind oder man neue Sinneseindrücke aufnimmt. Genauso schwierig dürfte es sein, zu einer Ruhe der Gedanken und Gefühle zu kommen, wenn der Körper schmerzt oder verkrampft ist. Allerdings wird im Yoga angestrebt, den Körper durch den Geist zu beeinflussen, das heißt, daß durch ein starkes Konzentrieren der Gedanken und Gefühle sich Verkrampfungen oder Schmerzen im Körper lösen lassen. Tiefenentspannung heißt in jedem Fall das vollkommene Ruhen von Körper, Seele und Geist. Eine Haltung, die viel Übung erfordert und der Meditation sehr nahe kommt, gewissermaßen als deren Vorstufe bezeichnet werden kann.

Einen wichtigen Teil der „Tiefenentspannung" haben Sie bereits mit der „Tiefen Bauchatmung" kennengelernt. Tatsächlich sind Entspannung und richtiges Atmen eng miteinander verbunden. Nur in einem entspannten Körper fließt der Atem richtig. Es ist unmöglich, verkrampft zu atmen, während man wirklich entspannt ist. Praktizieren Sie daher, wenn Sie die Tiefenentspannung üben, die „Tiefe Bauchatmung" oder die „Vollkommene Yogi-Atmung". Finden Sie selbst heraus, welche Atmungsform Ihre Entspannung am besten unterstützt.

Die Dauer der Tiefenentspannung sollte mindestens zehn und höchstens dreißig Minuten betragen. Anfangs wird man länger brauchen bis man ganz entspannt ist, bei häufigem Üben wird es möglich innerhalb weniger Minuten zur völligen Entspannung zu gelangen. Sie können die Tiefenentspannung bis zu dreimal am Tag praktizieren.

Schwamm I
Savasana

Wählen Sie eine bequeme Unterlage, die fest aber nicht hart sein soll. Geeignet ist eine zusammengefaltete Wolldecke, eine Turnmatte oder eine feste Matratze.

Legen Sie sich entspannt auf den Rücken, die Arme mit einigem Abstand locker neben dem Körper. Die Handflächen sind entweder nach oben oder zum Boden gerichtet. Die Beide sind leicht gespreizt, die Füße fallen etwas auseinander. Die Knie werden ein wenig nach außen gebeugt um das Kreuz zu entlasten. Legen Sie eventuell ein Kissen unter die Oberschenkel und in den Nakken, wenn Sie dadurch entspannter liegen. Der Hinterkopf sollte allerdings flach auf dem Boden aufliegen, das Kinn nicht rausgestreckt werden, da dies Spannungen im Hals und Unterkiefer verursacht. Sorgen Sie dafür, daß Sie nicht frieren, da sich die Muskeln dann verkrampfen. Ziehen Sie sich etwas

Yoga ist mehr als Gymnastik

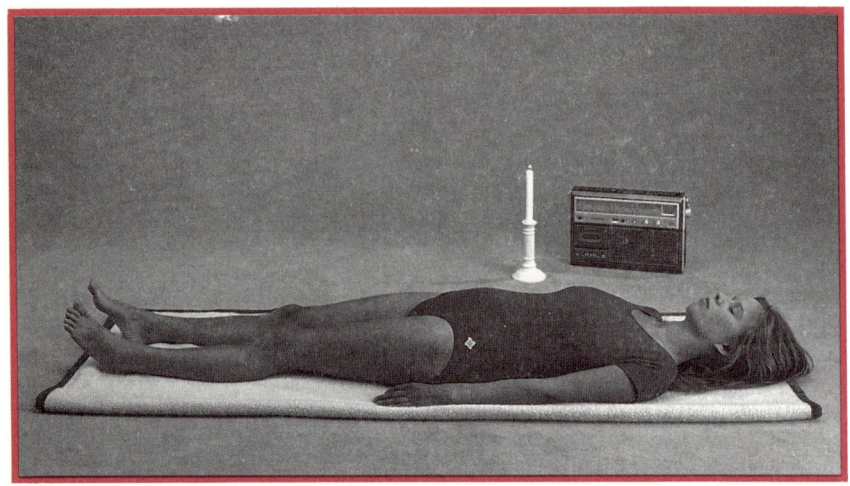

Warmes an oder decken Sie sich zu. Um zunächst einmal ein Gefühl für Spannung und Entspannung aller Körperteile zu bekommen, empfiehlt es sich, zuerst mit dem aktiven Anspannen und dem darauf folgenden Entspannen der verschiedenen Muskelgruppen zu beginnen. Das Anspannen sollte etwa zehn Sekunden dauern, das Entspannen doppelt so lange. Achten Sie besonders darauf, daß alle nicht beteiligten Körperteile völlig entspannt bleiben.

Damit Sie sich voll auf Ihre Entspannung konzentrieren können, sollten Sie sich die folgenden Anweisungen langsam vorlesen lassen, während Sie entspannt am Boden liegen. Falls Sie die Übung lieber ohne Zuschauer machen möchten oder zu einer Zeit, wo niemand vorlesen kann, gibt es auch die Möglichkeit, die Anleitung vorher auf Cassette zu sprechen und sie dann abzuspielen. Wenn Ihnen Ihre eigene Stimme zu fremd vorkommt, können Sie ja auch jemanden bitten, die Cassette für Sie zu besprechen. Bitte achten Sie beim Vorlesen oder beim Besprechen der Cassette auf die angegebenen Pausen, die unbedingt eingehalten werden sollten. Ansonsten genügt es, wenn die Anleitung langsam und deutlich vorgelesen wird. Diese Entspannungsübung dauert etwa 30 Minuten, 15 Minuten, um den Körper zu entspannen und weitere 15 Minuten für die eigentliche Entspannungsphase. Mit zunehmender Übung werden Sie dann nur noch ein paar Minuten brauchen, um den Körper zu entspannen.

Entspannungsübungen

Atme tief und ruhig in Deinen Bauch. Fühle, wie der Bauch sich ruhig hebt und senkt und Du langsam ruhiger wirst.
– 10 Sekunden Pause –

Spanne jetzt Deine Füße an, indem Du die Zehen fest anziehst. Halte die Füße dabei senkrecht.
– 10 Sekunden Pause –
Nun entspanne Deine Füße langsam wieder!

Spanne jetzt Deine Waden an, indem Du die Füße aufrichtest und die Zehen in Körperrichtung biegst.
– 10 Sekunden Pause –
Nun entspanne Deine Waden langsam wieder.

Spanne jetzt die Oberschenkel an, indem Du die Knie soweit wie möglich durchdrückst und die Kniekehlen an den Boden preßt.
– 10 Sekunden Pause –
Entspanne nun Deine Oberschenkel langsam wieder.

Spanne nun das Gesäß an, indem Du die Pobacken fest zusammenpreßt.
– 10 Sekunden Pause –
Entspanne das Gesäß nun langsam wieder.

Spanne Deine Bauchmuskeln leicht an. Nicht zu sehr, nur so, wie es gerade angenehm ist.
– 10 Sekunden Pause –
Nun entspanne Deinen Bauch wieder.

Spanne jetzt die Rückenmuskulatur an, indem Du Dein Kreuz fest gegen den Boden drückst. Versuche, den Rücken möglichst gerade am Boden aufliegen zu lassen, wenn nötig, hebe Deine Knie leicht an.
– 10 Sekunden Pause –
Entspanne nun Deinen Rücken langsam wieder.

Spanne nun Deine Schulterblätter an, indem Du sie fest zusammendrückst.
– 10 Sekunden Pause –
Nun entspanne Deine Schulterblätter wieder.

Yoga ist mehr als Gymnastik

Spanne nun Deine Hände an, indem Du die Finger soweit wie möglich spreizt.
– 10 Sekunden Pause –
Nun entspanne Deine Hände langsam wieder.

Spanne nun Deine Unterarme an, indem Du die Hände zu Fäusten zusammenballst und sie fest zusammendrückst.
– 10 Sekunden Pause –
Entspanne Deine Unterarme langsam wieder.

Spanne nun die Oberarme an, indem Du die Arme anwinkelst, die Hände zu Fäusten ballst und die Fäuste fest zusammenpreßt.
– 10 Sekunden Pause –
Nun entspanne die Oberarme langsam wieder.

Spanne nun Deine Brustmuskulatur an, indem Du die Hände zusammenlegst und die Handflächen vor der Brust fest zusammendrückst.
– 10 Sekunden Pause –
Nun entspanne die Brustmuskeln langsam wieder.

Spanne nun den Nacken an, indem Du den Kopf etwas vom Boden abhebst.
– 10 Sekunden Pause –
Lege den Kopf zurück und entspanne den Nacken wieder.

Spanne nun die Stirn an, indem Du die Augenbrauen soweit wie möglich hochziehst.
– 10 Sekunden Pause –
Entspanne nun die Stirn langsam wieder.

Spanne Deine Augenmuskeln an, indem Du die Augenlider fest zusammendrückst.
– 10 Sekunden Pause –
Nun entspanne Deine Augenmuskeln langsam wieder.

Spanne Deine Nase an, indem Du sie möglichst kraus hochziehst.
– 10 Sekunden Pause –
Entspanne Deine Nase langsam wieder.

Entspannungsübungen

Spanne Deinen Mund an, indem Du die Lippen möglichst fest aufeinanderpreßt.
– 10 Sekunden Pause –
Nun entspanne Deinen Mund wieder.

Zum Schluß spanne noch einmal den ganzen Körper fest an, indem Du dich steif wie ein Brett machst.
– 10 Sekunden Pause –
Nun entspanne langsam den ganzen Körper wieder.
– 30 Sekunden Pause –

Mache Dir nun Deinen Atem bewußt. Spüre ihn zunächst tief unten im Bauch.
– 10 Sekunden Pause –

Stell' Dir nun vor, wie der Atem wie eine Woge in Deinen Körper strömt, alle Zellen erfrischt und wieder hinausströmt.
– 10 Sekunden Pause –

Lasse Deinen Bauch und Brustkorb sanft und rhythmisch von Deinem Atem bewegen.
– 10 Sekunden Pause –

Bleibe dabei ganz passiv, es gibt nichts zu tun, der Atem kommt und geht, ohne daß Du etwas dafür tun mußt. Du wirst sozusagen geatmet. Überlasse Dich ganz diesem inneren Strom, diesem wellenförmigen Auf und Ab, und laß Dich von ihm tragen.
– 60 Sekunden Pause –

Überprüfe noch einmal, ob Dein Bauch beim Atmen auch ganz entspannt bleibt. Sind Nacken und Schultern gelöst?
– 10 Sekunden Pause –

Spüre nun die Auflagefläche, wo Dein Körper den Boden berührt.
– 10 Sekunden Pause –

Spüre, wie der Boden Dich trägt und Dein Körper mit zunehmender Entspannung immer schwerer und schwerer wird, bis Du das Gefühl hast, ein Stück in den Boden einzusinken.

Yoga ist mehr als Gymnastik

Nun genieße das wohlige Gefühl der Schwere in allen Körperteilen und fühle, wie alle Spannungen und Verkrampfungen sich von Dir lösen und einfach abfallen.

Versuchen Sie nun, an etwas besonders Schönes und Harmonisches zu denken. – Das kann eine für Sie besonders erfreuliche Situation sein, ein lieber Mensch oder auch Ihr ungeborenes Kind, mit dem Sie Kontakt aufnehmen und dem Sie liebe Gedanken und Gefühle senden.

Sie können auch leise, beruhigende Musik hören und versuchen, diese mit Ihrem ganzen Körper zu erspüren und in sich aufzunehmen. Wichtig ist, daß Ihre Gedanken und Gefühle harmonisch werden, sich konzentrieren und beruhigen. Wenn Gedanken auftauchen, die Sie ablenken wollen, versuchen Sie nicht, diese zu verdrängen. Lassen Sie sie vorbeiziehen und führen Sie Ihre Aufmerksamkeit sanft wieder zurück zu Ihrem Körper, dem Atem, Ihren Vorstellungen oder der Musik.

Es ist völlig normal, wenn anfangs Ihre Gedanken abschweifen, sich das Gefühl der Schwere nur langsam oder zuerst gar nicht einstellen will, und Sie sich vielleicht „kribbelig" oder unruhig fühlen.

Die Tiefenentspannung ist eine Übung, die man, wie auch die übrigen Asanas, langsam und geduldig erlernen muß. Ihre mechanische Ausführung ist sehr einfach, wie aber bei keiner anderen Asanas wird hier die Grundhaltung des Yoga – die Disziplin des „Sich Loslassens" – gefordert. Die beiden Begriffe „Disziplin" und „Sich Loslassen" widersprechen sich nur scheinbar. Disziplin hat im Yoga nichts mit einer starren, verkniffenen Willensanstrengung gemein. Genauso ist mit dem „Sich Loslassen" kein träges Sich hängenlassen gemeint. Vielmehr geht es hier um eine sehr bewußte Passivität, die nur durch eine Konzentration der Gedanken und Gefühle zu erlernen ist. Dazu wieder braucht es Disziplin. Je öfter Sie die bewußte Passivität üben, desto leichter wird sie Ihnen mit der Zeit fallen, bis Sie in der Lage sind, Ihren Körper und Geist innerhalb weniger Minuten zu entspannen. Diese Fähigkeit ist während der Geburt von großem Nutzen und es wird im entsprechenden Kapitel über die Geburt, noch einmal darauf eingegangen werden.

Sollten Sie während der Tiefenentspannung einschlafen, so ist das nicht schlimm. Ein tiefes „Sich Entspannen" führt anfangs bei vielen Menschen automatisch zum Schlaf. Mit der Zeit werden Sie aber lernen, sich optimal zu entspannen ohne Ihr waches Bewußtsein dabei zu verlieren. Eine bewußte Tiefenentspannung von fünfzehn Minuten kann etwa sechs Stunden Schlaf ersetzen, sagt man im Yoga.

Besonders wichtig ist das Zurückkommen aus dem Savasana. Es muß langsam und vorsichtig vor sich gehen. Richten Sie dazu Ihre Aufmerksamkeit zuerst wieder auf den Atem und nehmen Sie das Schweregefühl aus Ihrem Körper bewußt zurück. Spüren Sie, wie Ihr Körper immer leichter wird, bis er sich, zwar noch völlig entspannt, aber gar nicht mehr schwer anfühlt, sondern erfrischt und belebt. Sie können nun die verschiedenen Körperteile, wie zu Beginn, noch einmal an- und entspannen, oder Sie spüren Ihren Körper nur in Gedanken durch. Bewegen Sie dann langsam zuerst die Füße, dann die Hände, darauf die Beine und die Arme. Halten Sie die Augen noch geschlossen. Schließlich recken, strecken und räkeln Sie sich, wie nach einem tiefen, erholsamen Schlaf und öffnen jetzt die Augen. Wenn Sie die Tiefenentspannung vor dem Einschlafen ausführen, nehmen Sie zum Schluß Ihre Einschlafstellung ein und lösen Sie die Savasana erst am nächsten Morgen, wie beschrieben auf.

Schwamm II
Savasana

Es gibt eine zweite Möglichkeit, die Muskeln des Körpers zu entspannen, indem man sich die einzelnen Körperteile bewußt macht, man sie sich vorstellt, in sie hineinspürt und sie dann schwer werden läßt. Dazu kann man sich in Gedanken sagen: „Ich spüre meinen linken Fuß. Der linke Fuß ist völlig entspannt und wenn der Fuß ganz entspannt ist, dann fühlt er sich angenehm schwer an." So verfährt man mit allen Körperteilen, angefangen von den Füßen bis zum Kopf, wobei man außer den Muskeln auch die Organe mit einbeziehen kann. Besondere Beachtung verlangen die Gesichtsmuskeln, die oft kaum merklich verspannt sind. Ohne eine völlige Entspannung des Gesichtes ist aber die vollständige Körperentspannung nicht möglich. Zwischen Gesichts- und Beckenbodenmuskulatur besteht eine direkte Verbindung, ebenso wie zwischen Mund und Scheide, weshalb gerade unter der Geburt eine gelöste Mundhaltung so wichtig ist. Denken Sie an einen lieben Menschen und lächeln Sie ihm kaum merklich zu. In diesem Lächeln entspannt sich das ganze Gesicht. Ihr Kinn fällt leicht herunter und die Lippen liegen ganz sanft aufeinander. Auch die Zunge sinkt im Mund entspannt etwas zurück.

Yoga ist mehr als Gymnastik

Von der Stirn streichen Sie alle Falten fort, so daß sie glatt wird.
Für die weiterführende Entspannung gelten dieselben Anweisungen wie beim Schwamm beschrieben. Probieren Sie selber aus, welche Form der Muskelentspannung die für Sie effektivste ist. Der Schwamm ist anfangs hilfreich, um überhaupt ein Gefühl für Spannung und Entspannung der einzelnen Körperteile zu entwickeln. Die Variation leitet die Entspannung subtiler und tiefer ein, weil der Körper nicht mehr erst bewegt werden muß. Vielleicht wählen Sie für die ersten Male die erste Möglichkeit und gehen später zur zweiten über.
Eine gute Methode zu überprüfen, wie entspannt die einzelnen Körperteile sind, besteht darin, jemanden zu bitten, einmal den Arm, das Bein oder den Kopf vorsichtig anzuheben und leicht zu bewegen, um zu überprüfen, ob diese schwer und locker sind. Besonders während des Anspannens bestimmter Muskelgruppen tendiert man nämlich dazu, auch den übrigen Körper teilweise mitanzuspannen. Durch das Anheben und Bewegen eines Körperteils durch einen Partner wird man sich meist der dort noch bestehenden Spannung schnell bewußt und lernt, sich noch mehr loszulassen. Sie können so schon für die Geburt üben, bei der Sie so entspannt wie möglich bleiben sollen.

Meditation – eine wichtige Ergänzung

Meditation bedeutet im weitesten Sinne Versenkung. Sie beginnt mit dem „Nach-innen-Richten" der Sinne und der Sammlung der Gedanken in einem Punkt. Das Ziel ist die völlige Gedankenstille, die zur Quelle aller Lebensoffenbarung, der eigenen unendlichen göttlichen Seinsseligkeit führt. Ein Zustand, der im indischen Sanskrit als „Samadhi" bezeichnet wird, der den Menschen aus den Fesseln seiner begrenzten Ichhaftigkeit befreit und ihn seiner Verbundenheit mit dem gesamten Kosmos gewahr werden läßt. Diese Erfahrung hat nichts mit der Auflösung der wahren Persönlichkeit oder dem Verlust der Identität zu tun. Vielmehr befähigt sie den Menschen erst durch das Gewahrwerden seines innersten Selbstes, die Ursache seiner Existenz zu erkennen, das heißt, sich seiner wahren Identität bewußt zu werden und sein Leben schöpferisch zu begreifen und zu gestalten.
Unruhige und zerstreute Gedanken sind wie Wellen auf der Oberfläche des Bewußtseins. So wie es unmöglich ist, auf einer bewegten Wasserfläche das eigene Spiegelbild zu erkennen oder auf den Grund zu schauen, so ist es einem, von unruhigen und zerstreuten Gedanken be-

wegten, Menschen nicht möglich, sich selbst zu erkennen und zu seinen innersten Tiefen vorzudringen. Natürlich läßt sich das Ziel, in seine inneren Tiefen vorzudringen, nicht von heute auf morgen verwirklichen, oft reicht ein ganzes Menschenleben dafür nicht aus. Der Weg der Meditation beinhaltet aber teilweise schon das Ziel. Durch die tägliche Meditationspraxis wird das Bewußtsein geklärt und es entsteht ein Gefühl des Friedens und der Freude, das von Mal zu Mal wächst, und das sollte uns Grund genug sein zu meditieren.

Es empfiehlt sich, direkt im Anschluß an das tägliche Übungsprogramm zu meditieren. Die langsame und konzentrierte Ausführung der Asanas bereitet auf die Meditation vor. Das Bewußtsein ist auf das Körperempfinden gerichtet, die Sinne sind verfeinert, die Nerven beruhigt und die Lebensenergie fließt ruhig und harmonisch. Wie auch während des Übens der Körperhaltungen sollte man sicher sein, bei der Meditation nicht gestört oder durch äußere Einflüsse abgelenkt zu werden.

Um die Gedanken für die folgenden Meditationsübungen zu beruhigen ist es zuerst einmal wichtig zu lernen, sich nicht mit ihnen zu identifizieren. Das hört sich vielleicht leicht an, ist aber für den westlichen Menschen meist nicht einfach, zumindest aber ungewohnt. Zu tief sitzt das „cogito ergo sum" (Ich denke, also bin ich). Der Meditation dagegen geht es um einen Zustand der den Satz herumdreht: „Ich bin, also denke ich", das heißt, man gelangt zum eigentlichen Ursprung der Gedanken und Gefühle und wird dadurch in die Lage versetzt, diese zu beherrschen statt sich von ihnen beherrschen zu lassen.

Beobachten der Gedanken

Wählen Sie dazu, wie zu allen noch folgenden Meditationspraktiken, eine bequeme Meditationshaltung (siehe Übungsteil Seite 48 ff.), die Sie längere Zeit ohne Anstrengung einnehmen können. Sehr gut bewährt hat sich auch das Unterlegen eines festen Kissens, wodurch man bequemer und nicht direkt auf den Beinen sitzt.

Wenn Ihnen die Haltungen auf dem Boden nicht möglich sind, können Sie sich auch auf einen ungepolsterten Stuhl setzen, wobei Sie Knie und Füße aneinanderlegen und die Füße auf den Boden stellen.

Der Oberkörper ist immer gerade aufgerichtet, das Kinn wird ein klein wenig nach unten gesenkt, ohne daß der Nacken dabei gebeugt wird. Die Hände liegen ineinander im Schoß, so daß die Rechte in der Linken ruht oder mit nach oben geöffneten Handflächen auf den Knien, Dau-

Yoga ist mehr als Gymnastik

men und Zeigefinger bilden dabei einen Kreis. Bauch, Schultern und Nacken sind ganz entspannt. Schließen Sie nun die Augen und lassen Sie Ihren Gedanken vollkommen freien Lauf. Das bedeutet, daß Sie versuchen sollen, die Gedanken nicht zu beeinflussen oder zu unterbrechen. Sie schauen gewissermaßen zu, wie diese entstehen und wieder verschwinden oder sich weiterspinnen.

Sie sollen Ihre Gedanken nicht annehmen und nicht ablehnen sondern sie an sich vorbeiziehen lassen gleich fremden Wesen, die Ihr Bewußtsein durchwandern, ohne sich mit ihnen zu identifizieren. Diese Übung mag anfangs recht schwer erscheinen, sie wird aber bei regelmäßigem Üben zu immer größerer Klarheit des Bewußtseins führen.

Nachdem Ihre Gedanken sich nun etwa 5–10 Minuten sozusagen „austoben" durften, wird es Ihnen leichter fallen, sie bei den nun folgenden Übungen zu sammeln. So wie Sonnenstrahlen, die durch ein Brennglas in einem Punkt konzentriert sind, sich in ihrer Wirkung um ein Vielfaches steigern, so ist der Mensch, dessen Gedanken gesammelt sind, ein Speicher an Energie, Frieden und Nervenkraft.

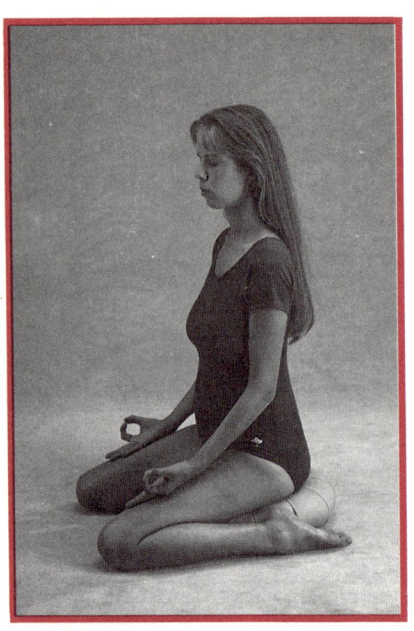

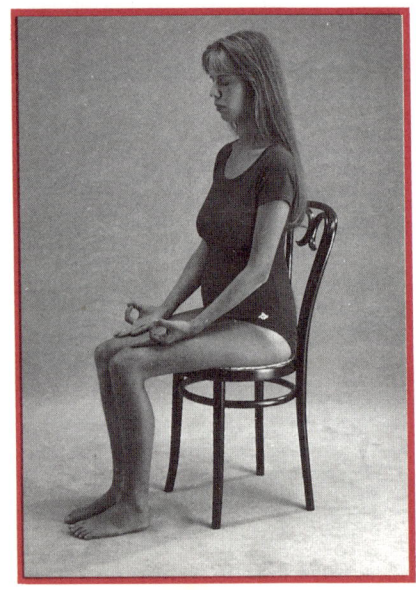

Mantra-Meditation

Die Mantra-Meditation haben Sie in ihren Anfängen bereits mit dem „Tönenden Atem" (siehe Seite 16) kennengelernt. Die Klangfolge „AOUM" ist eine jahrtausendealte, mächtige religiöse Formel, die die Fähigkeit besitzt, Körper und Geist zu beruhigen, indem sie durch die ständige Wiederholung der gleichen Silben das Denken in eine bestimmte Bahn lenkt und es darin konzentriert. Sie können die Mantra-Meditation direkt im Anschluß an den „Tönenden Atem" üben, sollten aber anfangs „Das Beobachten der Gedanken" vorschalten.
Setzen Sie sich in eine Meditationshaltung, schließen Sie die Augen und wiederholen Sie mit jedem Ausatmen still für sich das Mantra „AOUM", wobei Sie das M nachklingen lassen und der inneren Vibration nachlauschen.
Beginnen Sie bei dieser Meditationstechnik, wie auch bei den folgenden, mit 5 Minuten, die Sie allmählich mit wachsender Konzentrationsfähigkeit bis zu einer halben Stunde ausdehnen können.

Beobachten des Atems

Diese Meditation haben Sie in Ansätzen schon in der Tiefenentspannung (siehe Seite 19 ff) geübt. Sie besteht darin, die Gedanken ganz auf das Ein- und Ausströmen des Atems zu konzentrieren, wodurch der Atem tief und ruhig wird. Beginnen Sie mit einigen tiefen und langen Atemzügen (Atem tief unten im Bauch). Achten Sie darauf, sich in Bauch, Schultern und Nacken ganz loszulassen. Lassen Sie nun den Atem allmählich immer feiner und leiser werden, bis er kaum noch oder gar nicht mehr hörbar ist. Nun überlassen Sie den Atem seinem eigenen Rhythmus und richten Ihre Aufmerksamkeit nur auf das Beobachten, ohne ihn zu beeinflussen. Spüren Sie, wie Sie mit jedem Atemzug das lebensspendende Prana in sich aufnehmen und Ihr Körper bis in je-

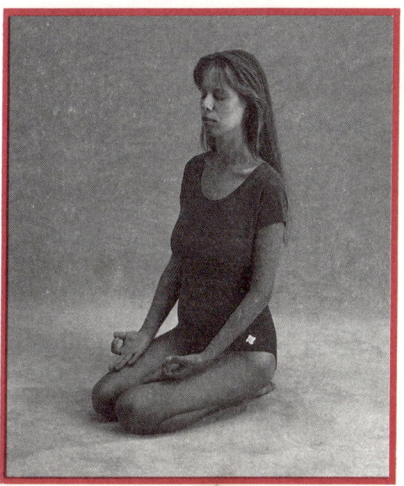

de einzelne Zelle aufgeladen wird mit Lebensenergie und kosmischer Liebe. Mit dem Ausatmen verströmen Sie einen Teil dieser Kraft und Liebe und senden sie in die Welt hinaus zu allen Lebewesen. Zur Unterstützung können Sie das Mantra „SO-HAM" mit dem Atem verbinden. Beim Einatmen denken Sie „SO" und beim Ausatmen „HAM".

Gegenstands-Meditation

Hierbei sind die Augen zuerst geöffnet und die Konzentration ist auf einen bestimmten, sichtbaren Gegenstand gerichtet. Gut geeignet sind zum Beispiel eine Blume, eine Kerze, ein Samenkorn oder sonst ein Gegenstand, zu dem man eine innere Beziehung herstellen kann. Vertiefen Sie sich nun mit allen Sinnen und Gedanken in diesen Gegenstand. Versuchen Sie, ihn ganz in sich aufzunehmen, indem Sie ihn mit den Fingerspitzen betasten, um ihn zu „be-greifen", indem Sie ihn sich ganz genau, bis aufs kleinste Detail anschauen, indem Sie seinen Geruch einsaugen und indem Sie genau hinhören, was er Ihnen „zu sagen" hat.

Nach einer Weile schließen Sie die Augen und versuchen, den Gegenstand vor Ihrem inneren Auge entstehen zu lassen.

Vertiefen Sie sich nun in dieses innere Bild, bis Sie damit ganz eins werden. Wenn Ihre Gedanken abschweifen wollen, kämpfen Sie nicht dagegen an, sondern beobachten Sie sie in der beschriebenen Weise eine Weile (siehe Seite 27). Lassen Sie sie vorbeiziehen und richten Sie Ihre Aufmerksamkeit dann sanft wieder zum Gegenstand Ihrer Meditation. Nach längerer Übungspraxis können Sie gleich damit beginnen, einen Gegenstand vor Ihrem inneren Auge entstehen zu lassen, ohne ihn vorher mit den Sinnen zu erforschen. Nehmen Sie in dieser Meditation auch Kontakt zu Ihrem Baby auf indem Sie sich, statt auf einen Gegenstand, darauf konzentrieren, es spüren und versuchen, es sich vorzustellen. Senden Sie ihm Ihre ganze Liebe und fühlen Sie Ihre Verbundenheit mit ihm.

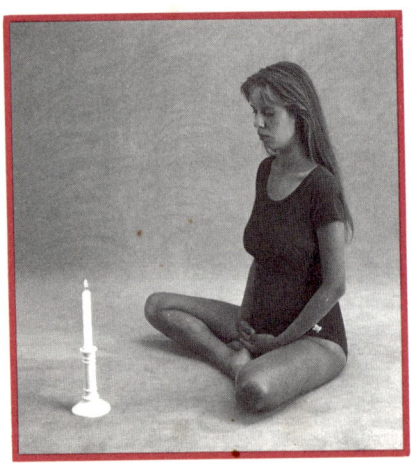

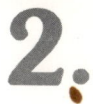

2. KAPITEL

Die Praxis des Yoga

Vorbemerkung zur Durchführung des Asanas

Bei einer normal verlaufenden Schwangerschaft können alle im Übungsteil (siehe Seite 43 ff.) beschriebenen Asanas ohne Bedenken ausgeführt werden. Allerdings sollten Sie darauf achten, welche Übungen nur bis zum Ende des siebten Monats zu empfehlen sind. Diese Übungen sind besonders gekennzeichnet!

Besteht eine Neigung zu Fehlgeburten oder Blutungen sollten Sie während der ersten vier Monate der Schwangerschaft keine Yogaübungen durchführen! Eine Ausnahme bilden hier alle Atemübungen, das Aswini Mudras und die Tiefenentspannung. Diese Asanas können ohne Bedenken auch in einem solchen Fall praktiziert werden. Nach dieser Zeit sollten Sie Ihren Arzt konsultieren, um ihn um Rat und Erlaubnis zu fragen, ob Sie nun mit den Yogaübungen beginnen können.

Bei der Ausführung der Asanas sollten Sie zuerst nur die Haltungen einnehmen, die Ihnen ohne großen Kraftaufwand und Beschwerden möglich sind und sich dann langsam steigern. Die Auswahl der aufgeführten Asanas ist bewußt so vielfältig gehalten, daß sich jede Frau ihr individuelles Übungsprogramm zusammenstellen kann, ganz gleich ob sie über viel, wenig oder gar keine Yogapraxis verfügt. Das Übungsprogramm sollte in etwa so aussehen, daß es möglichst alle Wirkungsbereiche umfaßt, das heißt, daß alle Körperteile, Muskelpartien und Organe geübt, durchblutet und massiert werden. Benutzen Sie hierzu die tabellarische Übersicht über die Wirkungen der einzelnen Asanas (siehe Seite 36).

Grundsätzlich ist es richtig, einer schwierigen oder anstrengenden Haltung eine leichte folgen zu lassen, einer zusammenkrümmenden Haltung eine dehnende. Ein bis zwei Monate vor der Geburt empfiehlt es sich, den geburtsvorbereitenden Übungen besondere Beachtung zu schenken und sie verstärkt in das tägliche Übungsprogramm aufzunehmen. (Vorschläge, wie ein solches Übungsprogramm aussehen könnte, finden Sie im Anschluß an dieses Kapitel.)

Zwar kann sich jeder sein individuelles Übungsprogramm zusammenstellen, doch sollten Sie sich immer

Die Praxis des Yoga

an folgendem Schema orientieren: Man beginnt mit ein paar Aufwärm- und Lockerungsübungen, denen man einige Minuten der Entspannung folgen läßt. Als nächstes bieten sich die Atemübungen an, nach denen man sich wieder kurz entspannt. Dann folgen die eigentlichen Asanas. Den Schluß bildet immer eine Tiefenentspannung von mindestens zehn Minuten bis zu einer halben Stunde Dauer.

Lassen Sie sich bei der Ausführung der Asanas viel Zeit. Es geht nicht darum, möglichst viele Stellungen nacheinander einzunehmen, sondern sich im rhythmischen Übungsablauf, dem langsamen Anspannen, Dehnen und Strecken des eigenen Körpers bewußt zu werden und sich in ihn hineinzufühlen.

Im allgemeinen empfiehlt es sich, in einer eingenommenen Haltung so lange zu verharren, wie diese als angenehm empfunden wird. Das variiert – je nach Übung und Kondition – von anfänglich wenigen Sekunden bis zu höchstens zwei Minuten. Länger sollte man die Dauer eines Asanas während der Schwangerschaft, auch bei längerer Yogapraxis, nicht ausdehnen. (Eine Ausnahme bilden die sitzenden Meditationshaltungen, die so oft und so lange wie möglich eingenommen werden können und sollten. Allerdings darf man auch hier nicht die Grenze des Angenehmen überschreiten.) Ein leichter Dehnungsschmerz der Muskulatur und der Sehnen ist anfangs normal. Niemals aber sollte man eine Haltung erzwingen wollen, sondern sanft und geduldig nur soweit üben, wie es eben geht. „Nichts erzwingen wollen", lautet eine Grundregel des Yoga. Es gibt hier keine schnellen, ruckartigen oder nachfedernden Bewegungen. Die Haltung des Übenden ist konzentriert und entspannt. Die Kunst und der Gewinn des Yoga ist es, in der Spannung entspannt bleiben zu können. Trotz Anspannung einzelner Muskelgruppen ist der übrige Körper entspannt. Diese Haltung wird Ihnen, wenn Sie regelmäßig üben, besonders bei der Geburt, wenn der Uterus durch die Wehen aufs höchste angespannt ist, sehr helfen, sich trotzdem zu entspannen.

Eine große Rolle bei der bewußten Entspannung spielt der Atem. Lenken Sie Ihren Atem während der Ausführung der Asanans bewußt an die Stellen des Körpers, die Sie am intensivsten spüren und stellen Sie sich vor, wie der Atem dort die Verspannungen löst und den Körper ausweitet.

Es gibt einige Asanas, die eine besondere Atemführung verlangen. Diese ist dann im Übungsteil angegeben und sollte auch so eingehalten werden. Grundsätzlich ist jedoch bewußt darauf verzichtet worden, die Atemführung vorzugeben, weil

Zur Durchführung der Asanas

die Gefahr besteht, den Atem zu zwingen oder zu pressen und dadurch den ganzen Körper zu verkrampfen. Im allgemeinen atmet man beim Anspannen der Muskeln aus, ebenso beim Nachvornebeugen. Sehr wichtig ist es, daß der Atem während des Übens nicht angehalten wird, sondern ruhig und gleichmäßig fließt, wobei man tief in den Bauch hineinatmet. Wenn für eine Haltung eine von dieser Regel abweichende Atmung erforderlich ist, dann ist diese im Übungsteil beschrieben. (Auf die richtige Bauchatmung wird auf Seite 13 eingegangen.)

Wann immer sich Müdigkeit oder eine leichte Erschöpfung bemerkbar macht: Nehmen Sie eine Rücken- oder seitliche Bauchlage ein und entspannen Sie sich. Sie können auch nach jeder Asana einige Minuten entspannen und der Wirkung der Übung auf die einzelnen Körperteile oder Organe nachspüren. Ihre Konzentration ist dabei auf eben diese Körperteile oder Organe gerichtet.

Auch während des Übens selbst sollten Sie Ihre Gedanken nicht umherirren lassen, sondern sich wach und bewußt in Ihren Körper einfühlen. Wenn es für Sie hilfreich ist, können Sie die Augen während des Übens schließen und sich die ausgeführte Asana vor Ihrem inneren Auge vorstellen. Bei der Entspannung sind die Augen immer geschlossen.

Die Übungszeit sollte maximal eine Stunde pro Tag davon etwa 40–45 Minuten Asanas und 15–20 Minuten Tiefenentspannung, und minimal 30 Minuten mit etwa 10 Minuten Tiefenentspannung umfassen. Es kann auch zweimal am Tag, jeweils eine halbe Stunde, geübt werden. Günstig ist es, regelmäßig zur gleichen Tageszeit zu üben. Je nach Schwierigkeitsgrad kann eine Asana bis zu dreimal wiederholt werden. Man sollte aber nur dann wiederholen, wenn das ohne große Anstrengung möglich ist. Ausnahmen sind im Übungstext angegeben.

Die Asanas sollten immer mit leerem Magen ausgeführt werden. Aus diesem Grund eignet sich der Morgen gut als Übungszeit. Sie können aber auch ohne weiteres zu einer beliebigen anderen Tageszeit üben, wenn nach der letzten Mahlzeit mindestens zwei Stunden vergangen sind. Etwa eine halbe Stunde vorher sollten Sie keine größeren Mengen Flüssigkeit mehr zu sich nehmen. Unmittelbar vor dem Schlafengehen empfiehlt es sich nicht mehr zu üben, da unter Umständen Energie freigesetzt wird, die das Einschlafen erschweren kann. (Eine Ausnahme bildet hier die Tiefenentspannung, die sich gerade bei Einschlafschwierigkeiten als sehr hilfreich erweist.)

Blase und Darm sollten nach Möglichkeit entleert sein. Niemals darf man üben, wenn der Körper kalt ist.

Die Praxis des Yoga

Sehr angenehm ist es, vor Beginn der Übungen warm zu duschen oder ein warmes Bad zu nehmen. Man sollte aber darauf achten, daß dieses weder zu heiß ist noch zu lange ausgedehnt wird, da sonst dem Körper unnötig Energie entzogen wird. Bis zu einer halben Stunde nach dem Üben empfiehlt es sich, weder zu duschen noch zu baden, weil die Asanas das Blut zu den inneren Organen leiten, und die Wasseranwendung es wieder nach außen zur Haut lenken würde.

Die Kleidung sollte so gewählt sein, daß sie die Bewegung nicht behindert und, bei kühler Temperatur, den Körper warm hält. Naturfasern wie Wolle, Baumwolle, Leinen oder Seide eignen sich, je nach Witterung, besonders gut, da sie die Haut atmen lassen.

Als Übungsort ist ein ruhiges, gut gelüftetes Zimmer geeignet. Wenn es die Wetterlage erlaubt, kann man bei geöffnetem Fenster üben oder sich ein ruhiges Plätzchen im Freien wählen, das allerdings nicht in der Nähe einer verkehrsreichen Straße liegen sollte, und wo man vor allem ungestört ist.

Als Unterlage eignet sich eine doppelt zusammengelegte Wolldecke oder eine Turnmatte. Die Fläche auf der man übt sollte glatt und eben sein.

Noch ein letzter Hinweis, bevor der Übungsteil beginnt: Aus allen liegenden Haltungen sollten Sie sich als Schwangere nur aufrichten, indem Sie sich zur Seite drehen und mit den Händen hochstützen. Achten Sie darauf, daß die Bauchmuskeln dabei entspannt bleiben.

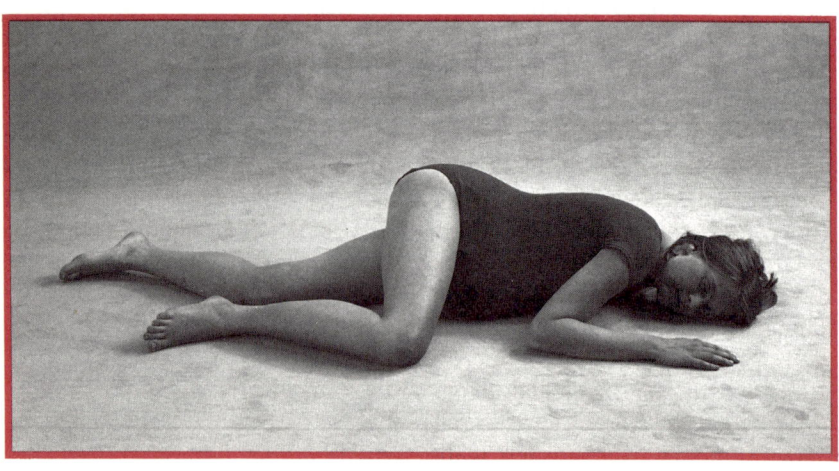

Die Asanas und ihre Wirkung auf den Körper

Die unterschiedlichen Yoga-Haltungen, die Asanas, wirken auf die verschiedenen Körperteile, Muskel- und Organpartien ein. Sie können sich anhand der tabellarischen Übersicht auf Seite 36 für jeden Körperbereich ein oder mehrere Asanas auswählen und diese zu Ihrem ganz individuellen Übungsprogramm zusammenstellen.

Hier noch ein paar Hinweise zum Benutzen der Tabelle:

● Alle Yoga-Übungen wirken mehr oder weniger auf den ganzen Körper ein, eine Zusammenstellung nach Wirkungsbereichen ist deshalb nicht ganz unproblematisch. Sie werden daher feststellen, daß in der Tabelle viele Asanas unter mehr als einer Rubrik auftauchen. Um Ihnen die Übersicht zu erleichtern, haben wir die Asanas, deren Hauptwirkung der jeweiligen Überschrift zuzuordnen ist, *kursiv,* also schräg gedruckt. Unter dieser Überschrift finden Sie die Asanas dann auch im Übungsteil.

● Die meisten Yoga-Haltungen kann man – nach Rücksprache mit seinem Arzt – unbedenklich während der gesamten Schwangerschaft einnehmen. Diese Asanas sind in der Tabelle und im Übungsteil mit diesem Symbol gekennzeichnet.

Einige wenige Übungen dürfen nur bis zum Ende des siebten Monats durchgeführt werden. Diese Übungen sind in der Tabelle und im Übungsteil mit folgendem Symbol gekennzeichnet:

● Zwar sind alle Yoga-Übungen nicht schwer auszuführen, zumal Sie immer nur soweit üben sollten, wie sich die Haltung ohne große Anstrengung einnehmen läßt, aber manche Stellungen erfordern doch eine gewisse Yoga-Praxis, bis sie ohne Mühe eingenommen werden können.
Diese Asanas sind in der Tabelle und im Übungsteil mit diesem Symbol gekennzeichnet: △.
Haltungen, die man auch als Yoga-Anfängerin meist ohne Probleme einnehmen kann, sind dagegen mit diesem Symbol gekennzeichnet ○.

Die Praxis des Yoga

Die Wirkungsbereiche der Asanas

Asanas, die während der gesamten Schwangerschaft durchgeführt werden können, alphabetisch geordnet:

Für die gesamte Schwangerschaft

Wirkung	Asana	Schwierig-keit	Beschrei-bung Seite
Für Gleichgewicht, Erdung und innere Stabilität	Baum	○	76
	Diamantsitz	△	49
	Einfacher Sitz	○	51
	Fersensitz	○	48
	Halber Lotossitz	△	53
	Lotossitz	△	54
	Schneidersitz	○	50
	Vollkommener Sitz	△	52
Für Bauch- und Unterleibsorgane	*Adler*	△	58
	Diamantsitz	△	49
	Dreieckshaltung	△	60
	Fersensitz	○	48
	Fisch	△	85
	Halber Lotossitz	△	53
	Halbmond	○	55
	Katze	○	82
	Kniedruck	○	56
	Kuhmaul	△	70
	Liegender Held	△	57
	Lotossitz	△	54
	Tapferkeitshaltung	○	68
	Stern	△	62
Für Bauch- und Rückenmuskulatur	*Beckenkippen*	○	66
	Diamantsitz	△	49
	Dreieckshaltung	△	60
	Einseitges Beinheben	○	65

○ = leicht   △ = erfordert etwas Übung

Wirkungsbereiche der Asanas

Wirkung	Asana	Schwierigkeit	Beschreibung Seite
	Halbe Brücke	○	80
	Halber Lotossitz	△	53
	Hocke	○	88
	Katze	○	82
	Kniedruck	○	56
	Krokodil	○	78
	Liegender Held	△	57
	Lotossitz	△	54
	Seitliches Beinheben	○	64
	Tapferkeitshaltung	○	68
Für Brust und Oberkörper	Berg	○	73
	Handflächendruck	○	72
	Kuhmaul	△	70
Für die Wirbelsäule	Baum	○	76
	Diamantsitz	△	49
	Einfacher Sitz	○	51
	Fersensitz	○	48
	Halbe Brücke	○	80
	Halber Lotossitz	△	53
	Katze	○	82
	Krokodil	○	98
	Leichter Drehsitz	○	81
	Lotossitz	△	54
	Schneidersitz	○	50
	Vollkommener Sitz	△	52
Für Kopf, Nacken und Schultern	Fisch	△	85
	Halbe Brücke	○	80
	Katze	○	82
	Löwe	○	86

○ = leicht   △ = erfordert etwas Übung

Die Praxis des Yoga

Asanas, die während der gesamten Schwangerschaft durchgeführt werden können, alphabetisch geordnet:

Wirkung	Asana	Schwierigkeit	Beschreibung Seite
Zur Geburtsvorbereitung und für den Beckenboden	*Aswini-Mudra*	○	90
	Beinspreizen	△	91
	Hocke	○	88
	Schakti-Haltung	○	87
	Spagat	△	92

Asanas, die nur bis zum Ende des siebten Monats durchgeführt werden sollten, alphabetisch geordnet:

Bis Ende 7. Monat			
Für Gleichgewicht, Erdung und innere Stabilität	Drehsitz	○	84
	Halbe Kerze	△	69
Für Bauch- und Unterleibsorgane	Beckenhebeübung	○	63
	Halbe Kerze	△	69
	Kamel	△	75
Für Bauch- und Rückenmuskulatur	Drehsitz	○	84
	Halbe Kerze	△	69
Für Brust und Oberkörper	Kamel	△	75
	Tanzhaltung	△	74
Für die Wirbelsäule	*Drehsitz*	○	84
	Kamel	△	75
Für Kopf, Nacken und Schultern	Beckenhebeübung	○	63
	Halbe Kerze	△	69
	Kamel	△	75
	Tanzhaltung	△	74

○ = leicht   △ = erfordert etwas Übung

Vorschläge für verschiedene Übungsprogramme

Hier nun einige praktische Beispiele, wie Ihr tägliches Übungsprogramm aussehen kann. Wenn Sie möchten, können Sie sich einen dieser Vorschläge auswählen. Selbstverständlich können Sie auch Übungen weglassen, sie gegen andere Asanas austauschen, Asanas dazunehmen oder sich ein neues, ganz auf ihre individuellen Bedürfnisse zugeschnittenes, Programm zusammenstellen. Sie sollten allerdings den grundsätzlichen Aufbau:
1. Lockerungsübungen
2. Atemübung
3. Asanas
4. Tiefenentspannung

beibehalten und die Hinweise zur Durchführung der Asanas (siehe Seite 31) beachten.

Die Dauer der einzelnen Asanas variiert – je nach Übung und Ihrer eigenen Kondition – zwischen anfänglich wenigen Sekunden bis zu maximal zwei Minuten. Natürlich können Sie die einzelnen Asanas auch mehrfach hintereinander üben – in der Regel aber nicht mehr als dreimal.

Die angegebene Gesamtdauer der Übungsprogramme ist somit nur als Richtwert zu verstehen. Anfänglich, wenn Sie den Übungsablauf noch nicht so im Kopf haben und auch zur Tiefenentspannung noch etwas länger brauchen, kann ein solches Übungsprogramm auch mehr Zeit beanspruchen.

Alle Meditationshaltungen haben einen positiven Effekt auf das Nervensystem. Das ruhige, gesammelte Sitzen fördert die Konzentrationsfähigkeit und stärkt das seelische Gleichgewicht.

Die Meditationshaltungen dürfen deshalb so lange und so oft eingenommen werden, wie man sie als angenehm empfindet.

Meditationshaltungen sind sowohl Asanas, die in Ihrem Übungsprogramm nicht fehlen sollten, als auch Haltungen, die zum Meditieren eingenommen werden (siehe Kapitel „Meditation", Seite 26 ff.).

Alle Meditationshaltungen können Sie während der gesamten Schwangerschaft einnehmen.

Die Praxis des Yoga

ÜBUNGSPROGRAMM 1

Dieses Beispiel enthält leichtere Asanas, die während der gesamten Schwangerschaft durchgeführt werden können. Es eignet sich besonders gut für diejenigen, die wenig oder gar keine Yoga-Praxis mitbringen.

		Seite
Zeitbedarf:	○ etwa 30–45 Minuten	
Lockerungs- übungen:	Ausschütteln der Arme und Beine Nackenrollen	45 47
Atemübung:	Reinigender Atem (3–4mal)	15
Asanas:	○ Baum ○ Fersensitz ○ Kniedruck ○ Katze ○ Berg	76 48 56 82 73

10–15 Minuten Tiefenentspannung

ÜBUNGSPROGRAMM 2

Dieses Beispiel enthält Asanas, die während der gesamten Schwangerschaft durchgeführt werden können, deren perfekte Beherrschung allerdings etwas Praxis erfordert. Natürlich können auch Anfänger dieses Programm wählen.

		Seite
Zeitbedarf:	etwa 30–45 Minuten	
Lockerungs- übungen:	Handflächenreibung Passives Kopfheben	44 46

Atemübung:	Tönender Atem (3–4mal)	16
Asanas:	△ Spagat	92
	△ Diamantsitz	49
	△ Liegender Held	57
	△ Beinspreizen	91
	△ Kuhmaul	70

10–15 Minuten Tiefenentspannung

ÜBUNGSPROGRAMM 3

Dieses Beispiel enthält leichte und etwas schwierigere Asanas, die alle während der gesamten Schwangerschaft geübt werden können.

		Seite
Zeitbedarf:	etwa 60–75 Minuten	
Lockerungs-übungen:	Auf der Stelle hüpfen oder laufen	43
	Handflächenreiben	44
Atemübung:	Tiefe Bauchatmung	13
Asanas:	○ Tapferkeitshaltung	68
	△ Adler	58
	△ Halber Lotossitz	53
	○ Schakti-Haltung mit	87
	Aswini-Mudra	90
	○ Einseitiges Beinheben	65
	○ Katze	82
	△ Fisch	85
	△ Lotossitz	54

15–20 Minuten Tiefenentspannung

Die Praxis des Yoga

ÜBUNGSPROGRAMM **4**

Dieses Beispiel enthält Asanas, die nur bis zum Ende des siebten Monats durchgeführt werden dürfen. Selbstverständlich können Sie dieses Programm jederzeit um Asanas für die gesamte Schwangerschaft erweitern.

		Seite
Zeitbedarf:	etwa 30–45 Minuten	
Lockerungs- übungen:	Auf der Stelle hüpfen oder laufen Ausschütteln der Arme und Beine	43 45
Atemübung:	Reinigender Atem (3–4mal)	15
Asanas:	△ Tanzhaltung ○ Drehsitz ○ Beckenhebeübung △ Halbe Kerze	74 84 63 69

10–20 Minuten Tiefenentspannung

3. KAPITEL

Übungsteil

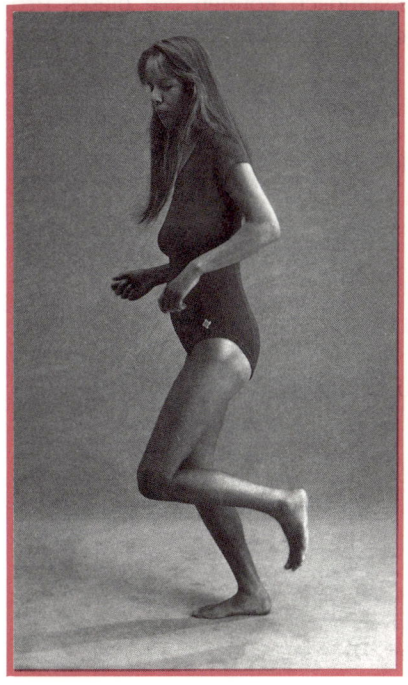

Um den Körper warm und geschmeidig zu machen, fangen Sie mit einigen Aufwärmübungen an. Sie vermeiden dadurch eine Überanstrengung oder Zerrung der Muskeln und Gelenke und es wird Ihnen leichter fallen, anschließend die Yogahaltungen einzunehmen.

Auf der Stelle hüpfen oder laufen

Stellen Sie sich hin und hüpfen oder laufen Sie mit kleinen Schritten federnd auf der Stelle.
Wichtig
Diese Übung sollten Sie nach dem vierten Monat nicht zu lange ausdehnen und darauf achten, daß der Bauch nicht zu heftig bewegt wird. Es empfiehlt sich aus diesem Grund, die Füße nicht zu weit vom Boden zu heben!
Als Unterlage benutzen Sie am besten eine zusammengefaltete Wolldecke oder eine Turnmatte. Auch eine dünne Roßhaarmatratze leistet gute Dienste. Diese Unterlagen sind vorteilhaft, weil das Fußgewölbe dabei nicht so belastet wird, wie beim Laufen oder Hüpfen auf einer harten Fläche. Sie sollten 2–3 Minuten hüpfen.

Übungsteil

Handflächenreiben

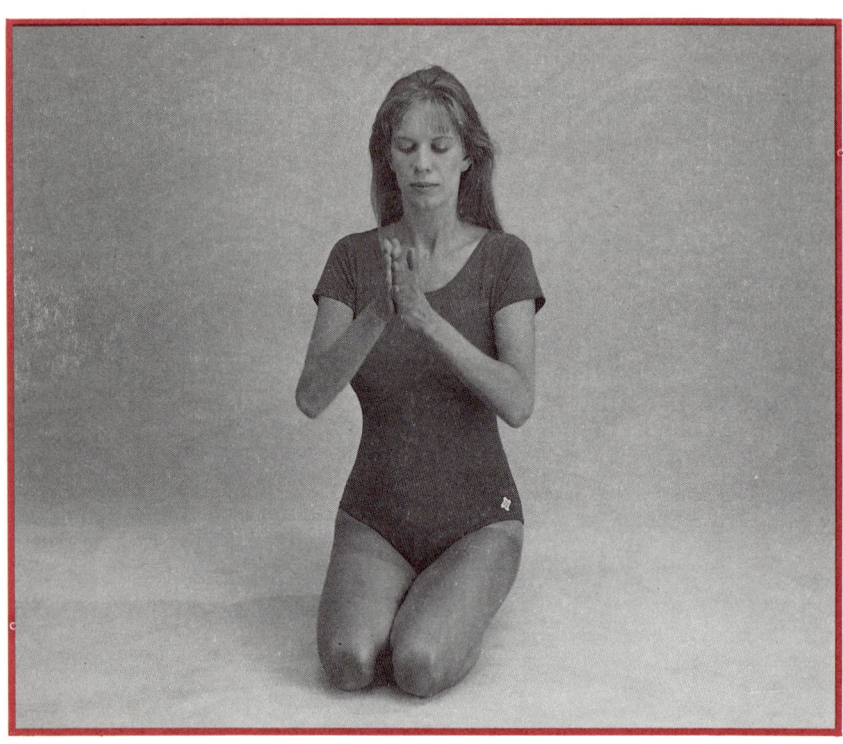

Sitzen Sie in einer bequemen Haltung auf dem Boden mit aufgerichtetem Oberkörper. Reiben Sie die Hände schnell und fest aneinander, bis Wärme und Energie zwischen Ihren Handflächen entsteht. Nun bedecken Sie einige Sekunden das Gesicht mit beiden Händen, schließen die Augen und spüren die Energie, die von Ihren Handflächen strömt. Dann reiben Sie Ihr Gesicht sanft, indem Sie die Hände leicht nach oben, nach unten und zur Seite bewegen, als wollten Sie es waschen. Das glättet und entspannt den Teint.

Aufwärm- und Lockerungsübungen

Ausschütteln der Arme und Beine

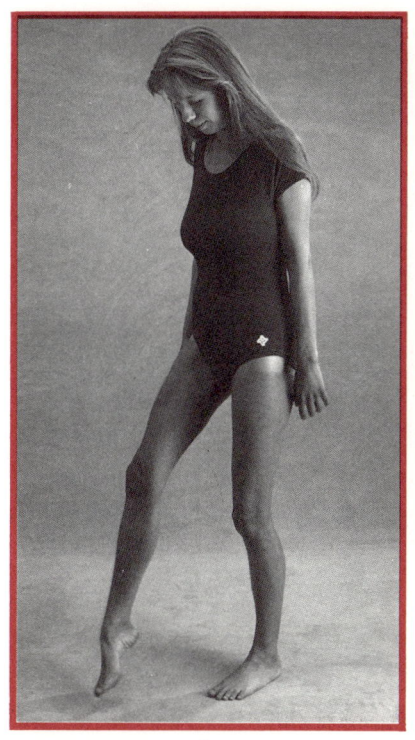
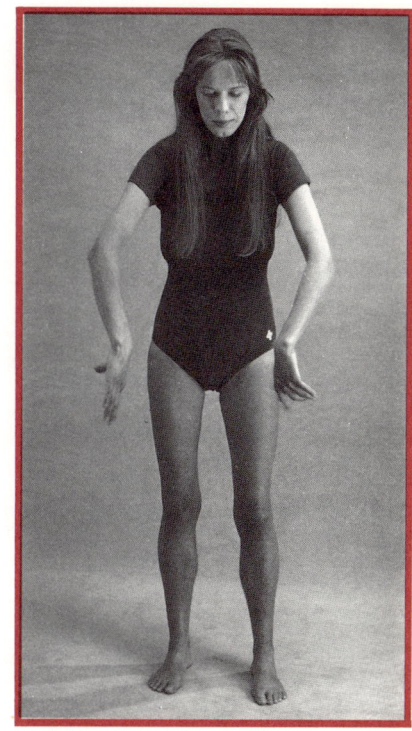

Stellen Sie sich aufrecht hin und beugen Sie den Oberkörper leicht nach vorne. Schütteln Sie erst den einen, dann den anderen Arm kräftig aus; so als wären Ihre Arme und Hände naß und Sie wollten die Wassertropfen abschütteln.
Nehmen Sie dann den Zeigefinger der linken Hand zwischen Daumen und Zeigefinger der rechten Hand und schütteln Sie so Ihre linke Hand und den linken Arm, die dabei ganz entspannt sind. Tun Sie dasselbe mit der anderen Hand und dem anderen Arm.
Richten Sie den Oberkörper langsam wieder auf, strecken Sie ein Bein vor und schütteln Sie es, wie vorher die Arme, kräftig aus. Tun Sie dasselbe mit dem anderen Bein.

Übungsteil

Passives Kopfheben

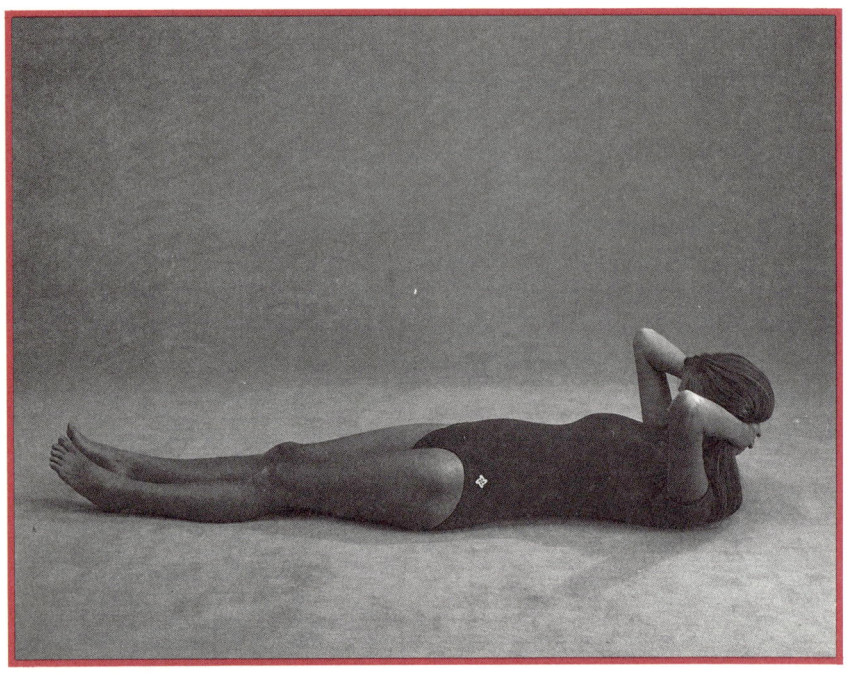

Legen Sie sich entspannt auf den Rücken. Falten Sie die Hände im Nacken, so daß der untere Hinterkopf in den Händen liegt. Lassen Sie sich bewußt im Nacken los und fühlen Sie, wie Ihr Kopf immer schwerer wird, je mehr sich die Nackenmuskeln entspannen. Ziehen Sie jetzt ganz langsam den Kopf nach vorne auf die Brust, Ihr Kopf wird dabei nur durch die Kraft Ihrer Hände und Arme bewegt. Lassen Sie sich noch einmal ganz bewußt im Nacken los und spüren Sie, wie Ihr Kopf sich noch ein Stück weiter nach vorne ziehen läßt. Drehen Sie mit den Händen Ihren Kopf ganz langsam zuerst nach links, dann nach rechts und führen Sie ihn zurück auf die Brust. Legen Sie mit den Händen den Kopf sanft wieder auf den Boden, lösen Sie die Hände und ruhen Sie sich einen Augenblick aus. Nehmen Sie den Kopf dabei leicht in den Nacken. Diese Übung können Sie bis zu dreimal wiederholen.

Aufwärm- und Lockerungsübungen

Nackenrollen

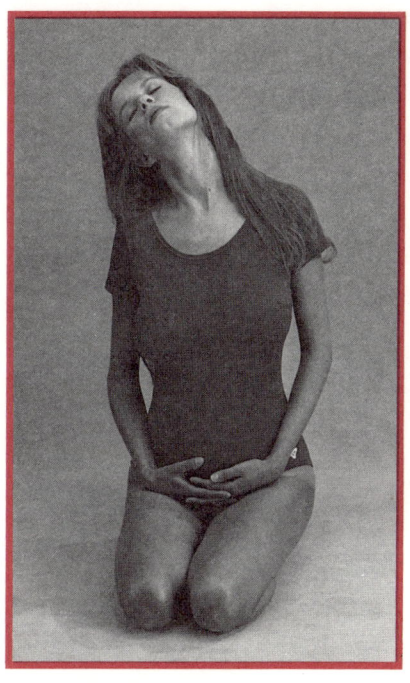

Setzen Sie sich in einer bequemen Haltung aufrecht hin, die Arme locker an den Seiten. Lassen Sie den Kopf langsam nach vorne auf die Brust sinken und verharren Sie wenige Sekunden so. Fühlen Sie wie Ihr Kopf schwer wird und noch ein Stück weiter auf die Brust sinkt, als sei er im Nacken nur aufgehängt. Die Nackenmuskeln sind dabei völlig gelöst und entspannt.

Drehen Sie nun langsam den Kopf zur rechten Schulter und lassen Sie ihn dort einige Sekunden liegen. Achten Sie aber darauf, die Schulter nicht hochzuziehen. Drehen Sie nun langsam weiter, bis der Kopf nach hinten in den Nacken sinkt. Verweilen Sie kurze Zeit so und spüren Sie wie schwer Ihr Kopf ist. Drehen Sie weiter zur linken Schulter und lassen Sie den Kopf eine Weile dort liegen. Denken Sie daran, nicht die Schultern hochzuziehen. Zum Schluß sinkt der Kopf mit einem kleinen Ruck wieder nach vorne auf die Brust. Lassen Sie sich nun noch einmal bewußt im Nacken los. – Spüren Sie die Schwere des Kopfes? – Nun wiederholen Sie die Drehung genauso langsam zur anderen Seite. Lassen Sie sich viel Zeit.

Die Übung kann bis zu dreimal nach jeder Seite hin ausgeführt werden. Während der gesamten Übungsabfolge bewegen sich nur Kopf und Nacken. Achten Sie vor allem darauf, die Schultern nicht zu heben und den Oberkörper nicht mitzudrehen.

Sollte nach der Übung ein leichtes Schwindelgefühl auftreten, dann haben Sie wahrscheinlich zu schnell geübt. Versuchen Sie es etwas langsamer.

Übungsteil

● Fersensitz Vajrasana

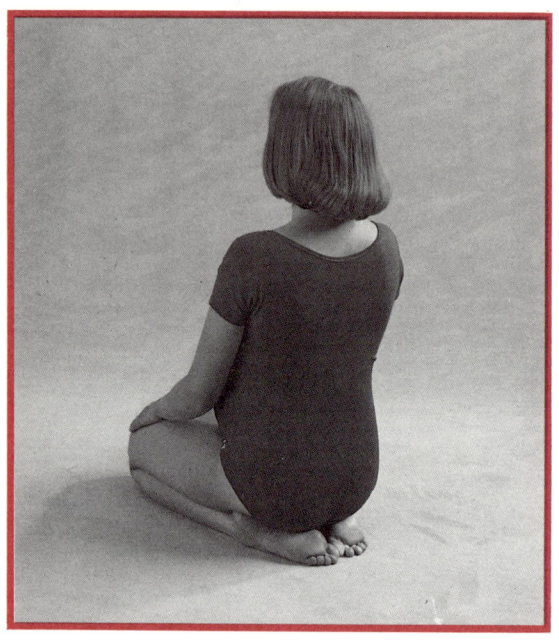

Knien Sie sich aufrecht hin, die Knie nahe beisammen. Senken Sie den Körper langsam auf die Fersen; lassen Sie die Füße leicht auseinanderfallen und setzen Sie sich in die so entstehende Mulde, die Handflächen liegen dabei auf den Knien. Richten Sie nun Becken und Wirbelsäule bewußt auf, und lösen Sie sich in den Schultern. Atmen Sie tief und ruhig nach unten in den Bauch, und lassen Sie Bauch und Beckenboden los. Dazu können Sie die Augen für einen Moment schließen, um sich besser auf das Lösen zu konzentrieren. Strecken Sie die Beine nach Beenden der Übung aus und lockern Sie sie, indem Sie die Füße leicht aneinanderschlagen und die Beine ausschütteln.

Wirkung
Wirkt anregend und regulierend auf das Verdauungssystem. Fördert die Durchblutung der Beine und Füße. Belebt angestrengten und müden Rücken. Hilft bei der bewußten Entspannung des Beckenbodens.

Die Meditationshaltungen

▲ Diamantsitz Vajrasana

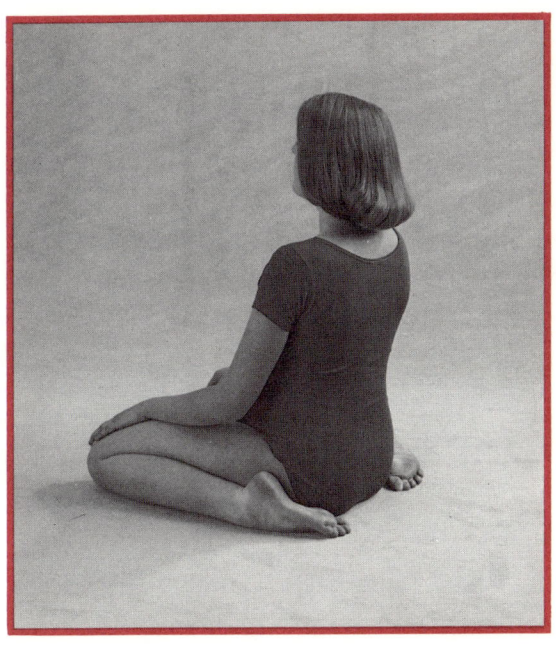

Knien Sie sich hin, den Körper halten Sie dabei aufrecht, die Knie sind etwa schulterbreit auseinander. Senken Sie den Körper langsam und setzen Sie sich zwischen Füße und Unterschenkel auf den Boden. Nehmen Sie nun die Knie etwas dichter zusammen und legen Sie die Handflächen auf die Knie. Richten Sie Becken und Wirbelsäule bewußt auf und lösen Sie sich dabei in den Schultern. Atmen Sie tief und ruhig nach unten in den Bauch und lassen Sie Bauch und Beckenboden los. Schließen Sie dazu einen Moment die Augen, um sich besser zu konzentrieren.

Strecken Sie nach Beenden der Übung die Beine aus und lockern Sie sie, indem Sie die Füße leicht aneinanderschlagen und die Beine ausschütteln.

Wirkung
Wie beim Fersensitz.

Übungsteil

● *Schneidersitz*

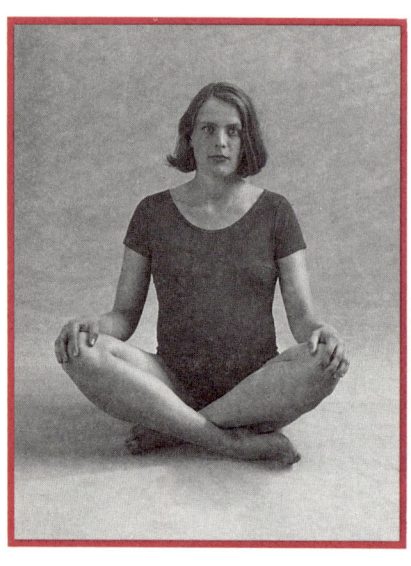
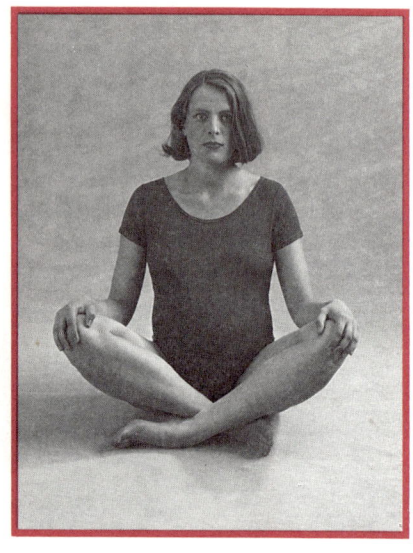

Setzen Sie sich bequem aufrecht hin und strecken Sie die Beine aus. Legen Sie die Fußgelenke übereinander und ziehen Sie die Beine so nah wie möglich an den Körper heran. Legen Sie die Hände mit den Handflächen nach unten auf die Knie.
Richten Sie den Oberkörper auf und lösen Sie sich in den Schultern. Entspannen Sie die Beine und lassen Sie die Knie locker nach außen fallen. Lassen Sie Bauch und Beckenboden los und schließen Sie die Augen, um sich besser zu konzentrieren.
Üben Sie mit wechselnder Beinhaltung. Lockern Sie nach Beenden der Übung die Beine, indem Sie die Füße leicht aneinanderschlagen und die Beine ausschütteln.

Wichtig
Dieser Sitz eignet sich nicht für längeres Sitzen, da die Beinhaltung unsymmetrisch ist. Der untere Rücken ist dadurch nach hinten gekrümmt und ermüdet leicht.

Wirkung
Stärkt die Rückenmuskeln, dehnt Hüft-, Knie- und Fußgelenke. Wirkt harmonisierend auf Nerven und Kreislauf.

Die Meditationshaltungen

● *Einfacher Sitz* Sukhasana

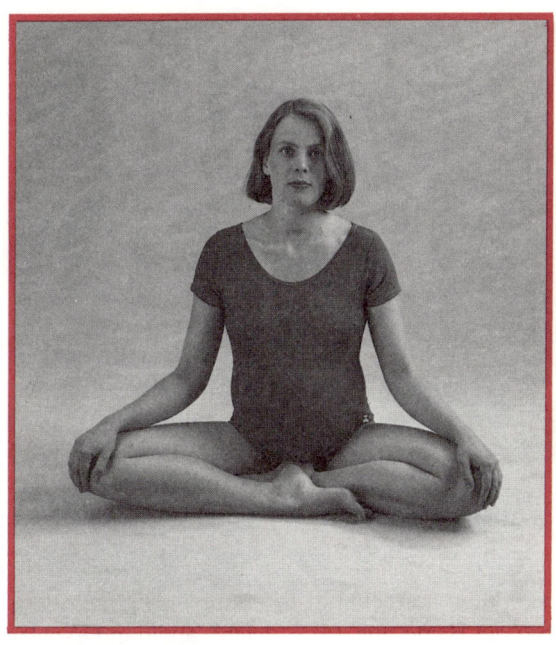

Setzen Sie sich mit weit gegrätschten Beinen aufrecht hin. Ziehen Sie einen Fuß dicht an den Damm heran und legen Sie den anderen Fuß davor, so daß beide Fersen sich auf einer gedachten Linie befinden. Richten Sie den Oberkörper auf und legen Sie die Handflächen auf die Knie. Lassen Sie sich in Bauch und Beckenboden bewußt los und atmen Sie tief und ruhig in den Bauch hinein. Schließen Sie zur besseren Konzentration die Augen. Entspannen Sie die Beine und versuchen Sie die Knie, durch leichten Druck der Hände, dem Boden vorsichtig näher zu bringen. Bei dieser Sitzhaltung ist der untere Rücken gerade aufgerichtet, daher eignet sie sich gut zum längeren Sitzen. Lockern Sie nach Beenden der Übung die Beine wie bei den vorhergehenden Sitzhaltungen beschrieben. Üben Sie mit wechselnder Beinhaltung.

Wirkung
Wie beim Schneidersitz, nur ist die Dehnung der Gelenke intensiver.

Übungsteil

▲ Vollkommener Sitz Siddhasana

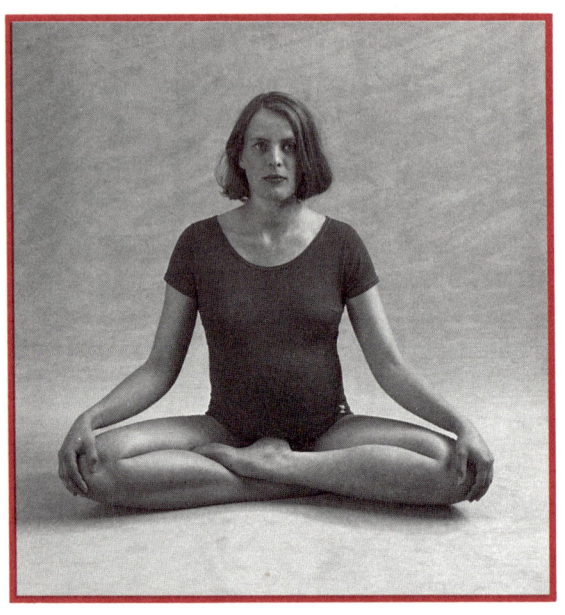

Setzen Sie sich mit weit gegrätschten Beinen aufrecht hin. Ziehen Sie einen Fuß dicht an den Damm heran und legen Sie den anderen Fuß mit nach oben gedrehter Fußsohle auf den unteren Fuß. Die Zehen des oberen Fußes schieben Sie zwischen Wade und Oberschenkel des anderen Beines. Richten Sie nun den Oberkörper bewußt auf und legen Sie die Handflächen auf die Knie. Atmen Sie tief und ruhig in den Bauch hinein und lassen Sie Bauch und Beckenboden los. Schließen Sie die Augen zur besseren Konzentration. Entspannen Sie die Beine und versuchen Sie, durch sanften Druck der Hände, die Knie dem Boden näher zu bringen. Lockern Sie nach dem Auflösen der Haltung die Beine wie vorher beschrieben. Üben Sie mit wechselnder Beinhaltung.

Wirkung
Wie beim Schneidersitz, mit noch intensiverer Gelenkdehnung und besserer Durchblutung des Unterleibs.

▲ Halber Lotossitz Ardha Padmasana

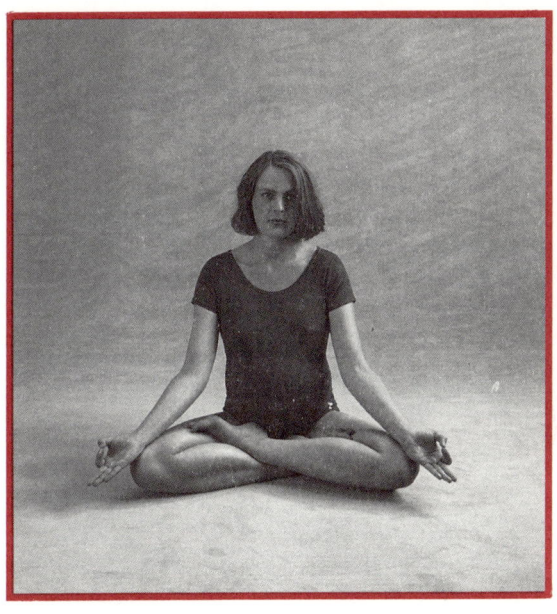

Setzen Sie sich mit ausgestreckten, weit gespreizten Beinen aufrecht hin. Legen Sie die rechte Fußsohle gegen den linken Oberschenkel, beugen Sie das linke Knie und ziehen Sie den linken Fuß, Fußsohle nach oben, langsam auf den rechten Oberschenkel, möglichst hoch und recht nah an die Leistengegend heran. Richten Sie den Oberkörper noch einmal auf. Atmen Sie tief und ruhig in den Bauch hinein.
Lassen Sie Bauch, Beckenboden und Beine bewußt los. Schließen Sie die Augen zur besseren Konzentration. Legen Sie die Hände mit den Handrücken auf die Knie und bilden Sie mit Daumen und Zeigefinger einen Ring.
Lockern Sie die Beine nach Beenden der Übung wie vorher beschrieben. Üben Sie mit wechselnder Beinhaltung.

Wirkung
Fördert die Gelenkigkeit der Hüft-, Fuß- und Kniegelenke, massiert die Unterleibsorgane, beruhigt das Nervensystem.

Übungsteil

▲ Lotossitz Padmasana

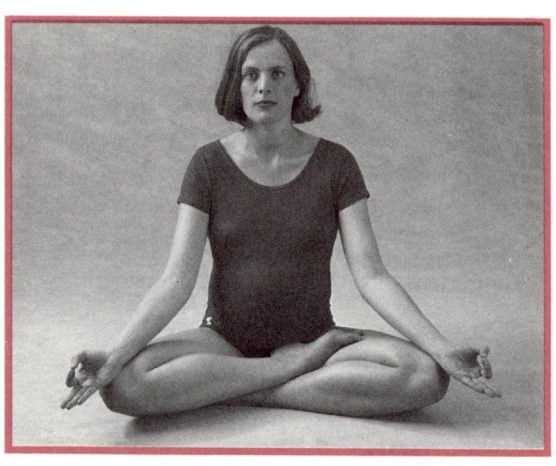

Nehmen Sie den halben Lotossitz ein. Heben Sie das linke Knie etwas an und lassen Sie den rechten Fuß herausgleiten. Ziehen Sie diesen langsam mit beiden Händen – Fußsohle zeigt nach oben – auf den linken Oberschenkel, möglichst nah an die Leistengegend heran. Richten Sie den Oberkörper noch einmal bewußt auf. Atmen Sie tief und ruhig in den Bauch hinein und lassen Sie Bauch, Beckenboden und Beine bewußt los. Achten Sie darauf, die Übung niemals hastig auszuführen oder an den Füßen zu zerren.
Ziehen Sie die Füße anfangs nicht zu hoch, da Muskeln, Bänder und Sehnen sich nur allmählich dehnen.
Den vollen Lotossitz sollten Sie nur dann versuchen auszuführen, wenn Sie den „Halben Lotossitz" mühelos beherrschen. Lösen Sie sich langsam und vorsichtig aus der Haltung und lockern Sie die Beine wie vorher beschrieben. Üben Sie mit wechselnder Beinhaltung.

Wirkung
Macht Hüft-, Knie- und Fußgelenke elastisch. Der gesamte Unterleib wird besser durchblutet und die Verdauung reguliert. Stärkt Blase und Harnwege. Kräftigt die Wirbelsäule. Wirkt harmonisierend auf die gesamten Körperfunktionen. Beruhigt das Nervensystem. Fördert in hohem Maße die Konzentrationsfähigkeit und das seelische Gleichgewicht.

Für Bauch- und Unterleibsorgane

● Halbmond Parscha-Ardha-Chandrasana

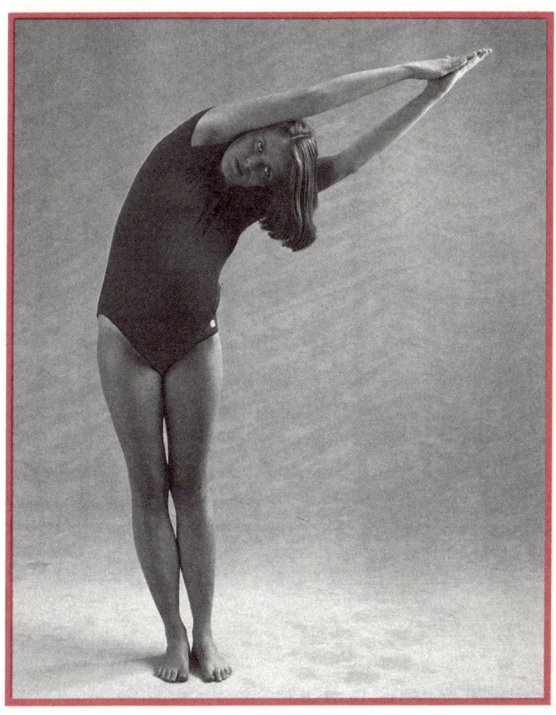

Stellen Sie sich aufrecht hin, die Füße zusammen. Heben Sie langsam die Arme über den Kopf und legen Sie die Handflächen aneinander oder verhaken Sie die Daumen ineinander. Strecken Sie die Arme weit nach oben und beugen Sie sich langsam, die Dehnung beibehaltend, nach rechts. Das Becken schiebt sich dabei etwas nach links. Achten Sie darauf, den Körper nicht zu drehen oder nach unten zu schauen. Atmen Sie ruhig und gleichmäßig. Bleiben Sie eine Weile so; kehren Sie dann langsam zur Mitte zurück und beugen Sie sich auf die gleiche Weise nach links.

Wirkung
Wirkt anregend auf Bauch und Unterleibsorgane. Dehnt und kräftigt die seitlichen Rumpfmuskeln. Beseitigt Fettansatz an den Hüften.

Übungsteil

● *Kniedruck*

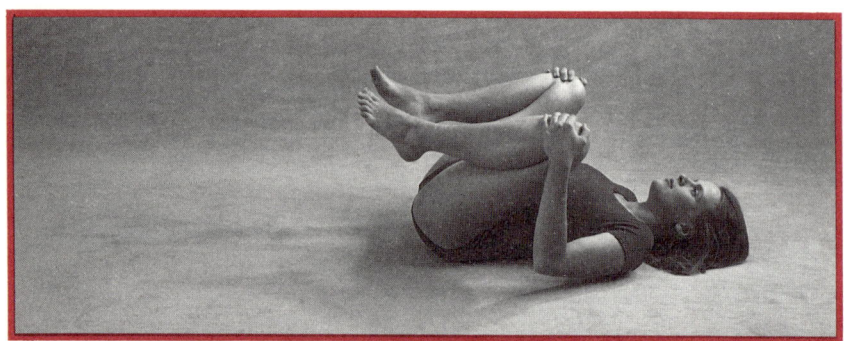

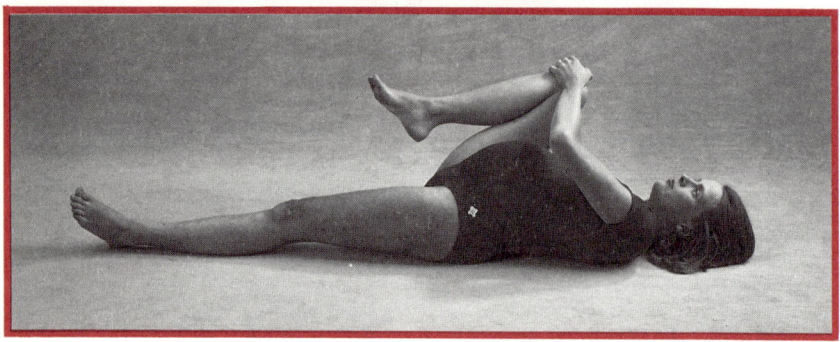

Drücken Sie in der Rückenlage das Kreuz fest gegen den Boden. Winkeln Sie langsam ein Bein an und ziehen Sie es mit den Händen zur Brust heran. Die Knie lassen Sie dabei etwas nach außen sinken, damit der Bauch nicht gedrückt wird. Halten Sie das Bein einige Sekunden so und senken Sie es dann langsam wieder. Üben Sie abwechselnd mit beiden Beinen.

Variation
Winkeln Sie beide Beine gleichzeitig an und ziehen Sie sie mit den Händen zur Brust heran. Drehen Sie die Knie dabei nach außen, damit der Bauch nicht gedrückt wird.

Wirkung
Hilft bei Blähungen und gegen Verdauungsschwäche. Stärkt die Bauch- und Rückenmuskeln.

Für Bauch- und Unterleibsorgane

▲ Liegender Held Supta-Vajrasana

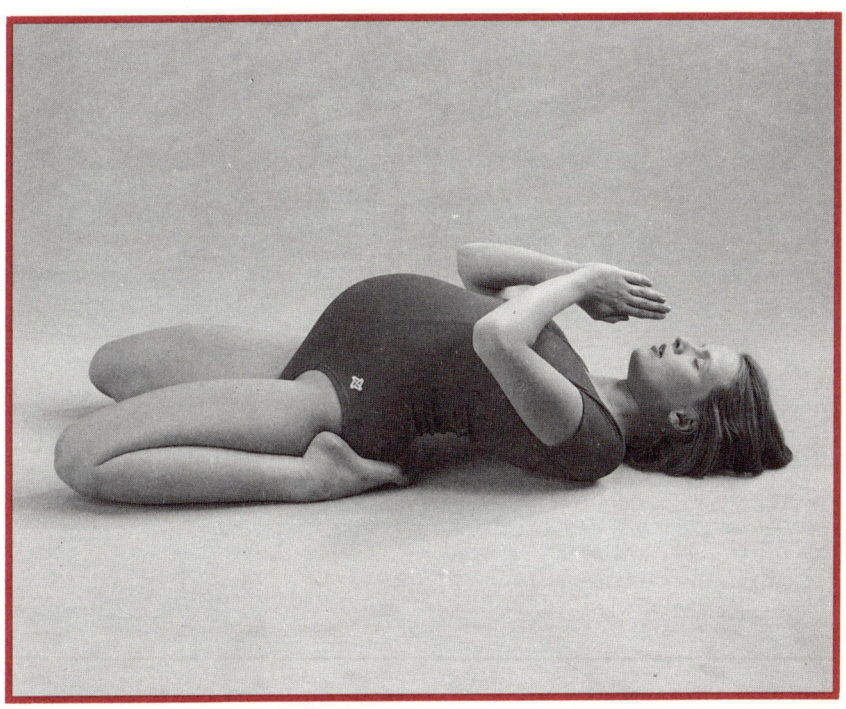

Nehmen Sie den Diamantsitz (siehe Seite 49) ein und stützen Sie sich mit den Händen weit hinter dem Rücken ab. Lassen Sie sich langsam erst auf den einen, dann auf den anderen Unterarm herunter und legen Sie den oberen Rücken vorsichtig auf den Boden. Bringen Sie die Hände in Gebetshaltung vor die Brust zusammen und atmen Sie tief und ruhig in den Bauch hinunter.

Wichtig
Diese Haltung sollte nur eingenommen werden, wenn der Diamantsitz mühelos ausgeführt werden kann und somit der Bauch während der Übung nicht zu stark angespannt wird.

Wirkung
Regt die Verdauung an, strafft Bauch- und Beckengegend. Dehnt Rücken, Unterleib und Beine.

Übungsteil

▲ Adler Garzrasaba

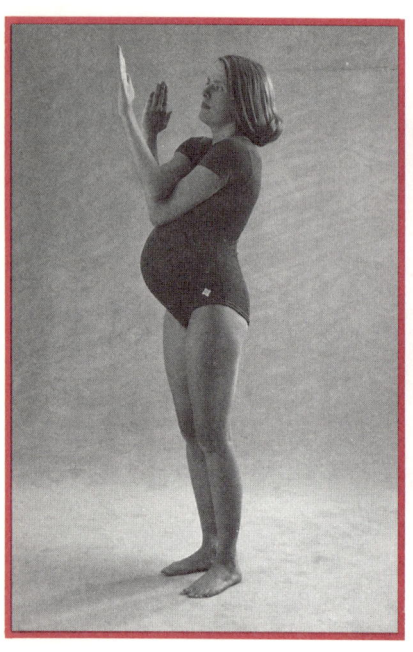
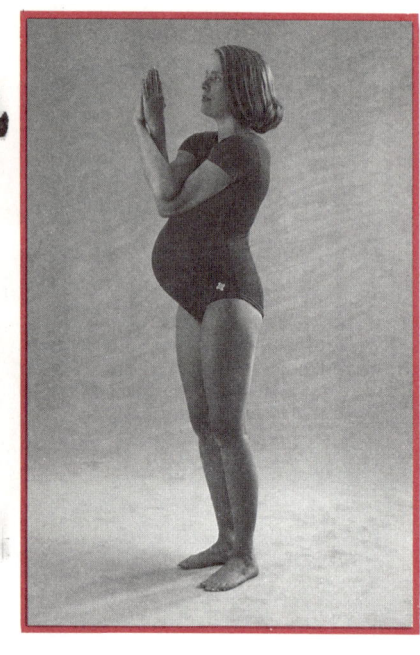

Stellen Sie sich aufrecht hin. Kreuzen Sie die Arme über den Ellenbogen und verschränken Sie die Unterarme, so daß sich die Handflächen berühren. Verlagern Sie das Gewicht auf den rechten Fuß und winden Sie das linke Bein von vorne um das rechte Bein herum, so daß der linke Fußrücken fest an der rechten Wade liegt. Das rechte Knie dabei leicht beugen. Verharren Sie, gleichmäßig atmend, eine Weile so; lösen Sie dann langsam und üben Sie zur anderen Seite.

Wirkung
Kräftigt die Beinmuskulatur, fördert die Blutzirkulation im Unterleib und normalisiert die Drüsentätigkeit. Hilft bei kalten Füßen, macht Fuß-, Hand- und Ellenbogengelenke beweglich.

Für Bauch- und Unterleibsorgane

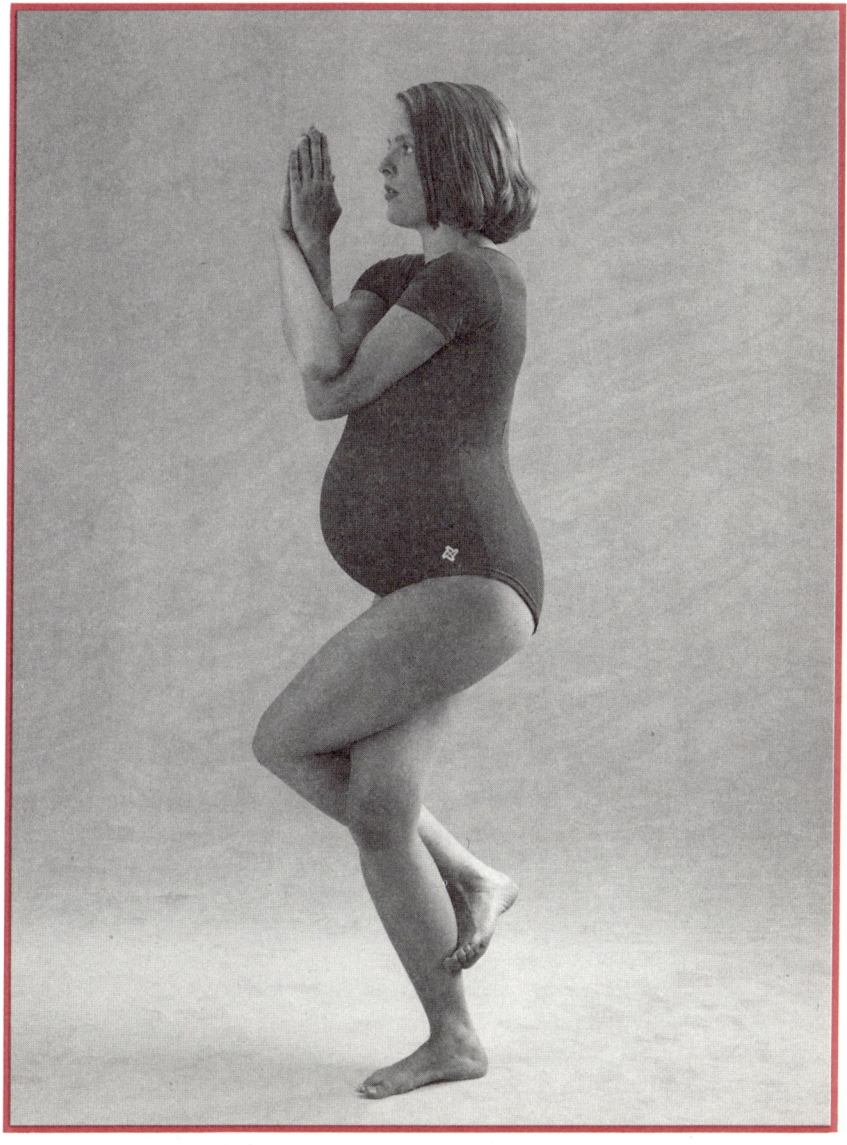

▲ Dreieckshaltung Utthita-Trikonasana

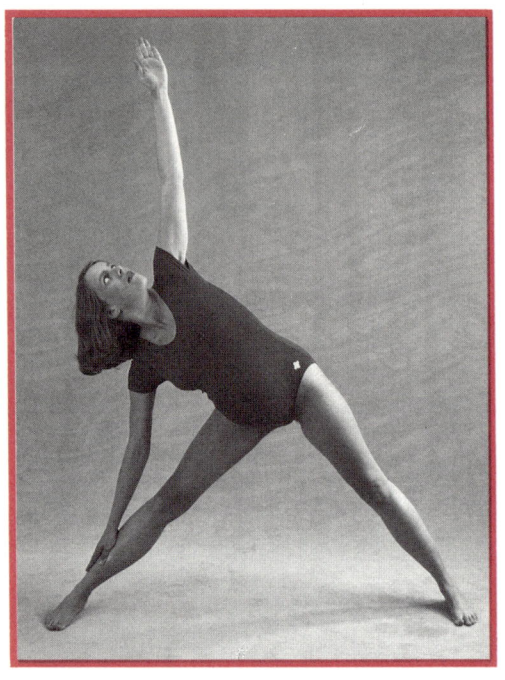

Stellen Sie sich mit etwa schulterbreit gegrätschten Beinen aufrecht hin. Beugen Sie den Körper langsam zur rechten Seite, und gleiten Sie dabei mit der rechten Hand an der Außenseite des rechten Beines hinab. Strecken Sie den linken Arm senkrecht nach oben, so daß er mit dem gestreckten rechten Arm eine gerade Linie bildet. Wenden Sie nun das Gesicht nach oben und schauen Sie zur linken Handfläche. Achten Sie darauf, die Beine gestreckt zu halten und die Hüften möglichst nicht nach vorne zu drehen. Atmen Sie ruhig und gleichmäßig und lassen Sie sich im Bauch los. Verharren Sie eine Weile so; lösen Sie die Haltung langsam auf und üben Sie zur anderen Seite.

Variation
Stehen Sie aufrecht mit etwa schulterbreit gegrätschten Beinen. Beugen Sie den Oberkörper langsam nach vorne und berühren Sie mit

Für Bauch- und Unterleibsorgane

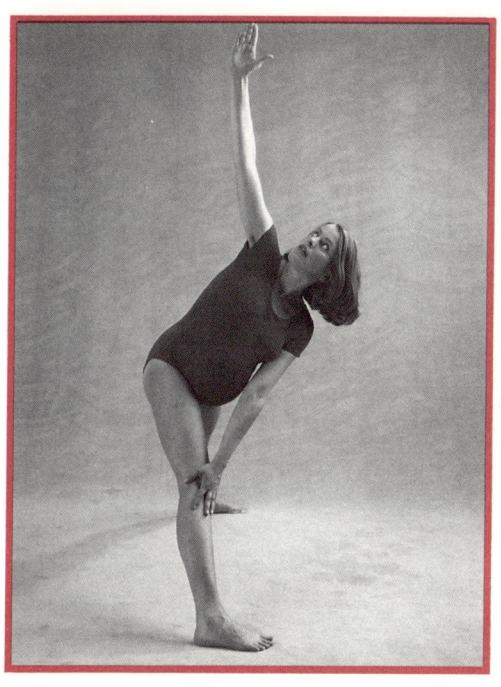

der Hand des gestreckten rechten Armes den linken Fuß. Strecken Sie den linken Arm nach oben, so daß beide Arme eine gerade Linie bilden. Drehen Sie den Oberkörper dabei so weit wie möglich nach links, wenden Sie das Gesicht nach oben und schauen Sie zur linken Handfläche. Die Beine bleiben während der gesamten Übung gestreckt. Atmen Sie ruhig und gleichmäßig und lassen Sie sich im Bauch los. Bleiben Sie eine Weile in der Haltung, lösen Sie dann langsam auf und üben Sie zur anderen Seite.

Wirkung
Dehnt und kräftigt Bein-, Arm- und seitliche Rumpfmuskulatur. Verstärkt die Blutzufuhr zum Gehirn. Bekämpft Verstopfung und überflüssiges Fett an den Hüften. Wirkt anregend auf den gesamten Unterleib, mildert Rückenschmerzen und beugt Bandscheibenschäden vor.

Übungsteil

▲ Stern Badha-Konasana

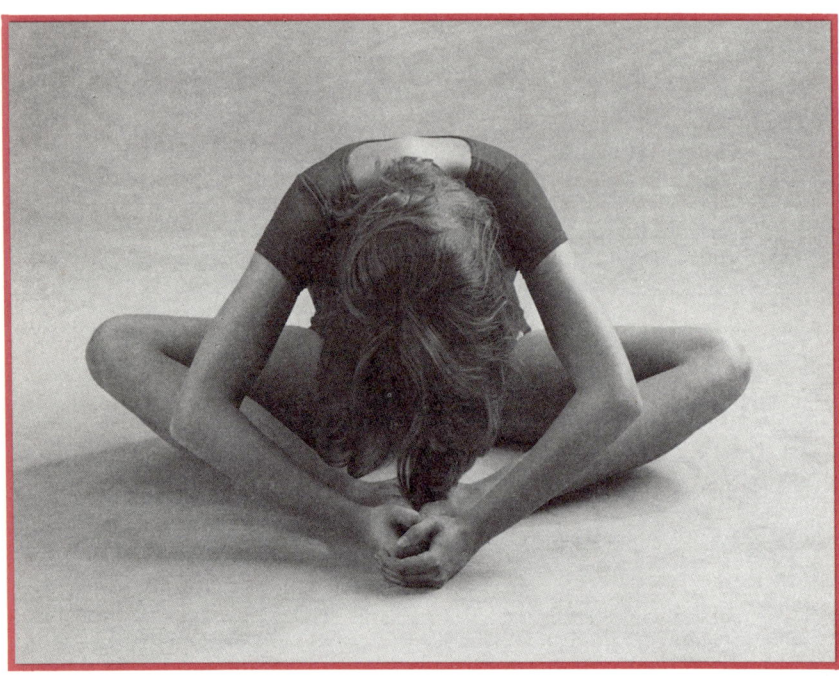

Setzen Sie sich aufrecht hin und spreizen Sie die Beine. Legen Sie dann die Fußsohlen aneinander. Umfassen Sie nun die Füße mit den Händen. Lassen Sie die Knie nach außen fallen und senken Sie den Kopf langsam und vorsichtig in Richtung Füße. Beugen Sie sich nur soweit hinunter, daß der Bauch dabei nicht gedrückt wird. Atmen Sie tief und ruhig und lassen Sie Bauch, Beckenboden und Beine los.

Wirkung
Durchblutet den Unterleib, fördert die Verdauung. Dehnt Bein- und Rückenmuskulatur. Entspannt das Sonnengeflecht, strafft die Oberschenkel.

Für Bauch- und Unterleibsorgane

● *Beckenhebeübung* Katikasana

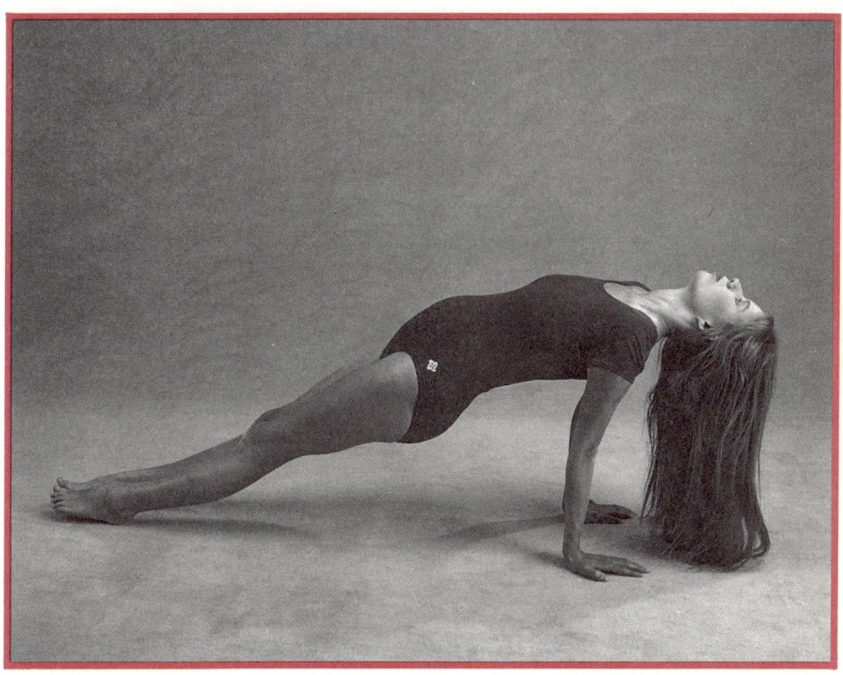

Sitzen Sie mit ausgestreckten Beinen auf dem Boden. Stützen Sie sich mit den Händen hinter dem Gesäß ab. Die Unterarme befinden sich dabei senkrecht zum Boden, die Fingerspitzen zeigen nach hinten. Verlagern Sie Ihr Gewicht auf Hände und Fersen und heben Sie das Gesäß und die Beine langsam vom Boden ab, bis der Körper eine schräge Linie bildet. Halten Sie den Kopf gerade und senken Sie ihn weder nach hinten in den Nacken noch nach vorne auf die Brust. Atmen Sie ruhig und gleichmäßig. Beim Auflösen der Übung bringen Sie den Körper langsam wieder auf den Boden.

Wirkung
Stärkt Bein- und Gesäßmuskulatur. Löst Verspannungen im Schulter- und Nackenbereich. Kräftigt die Arme und durchblutet den Unterleib.

Übungsteil

● Seitliches Beinheben Anantasana

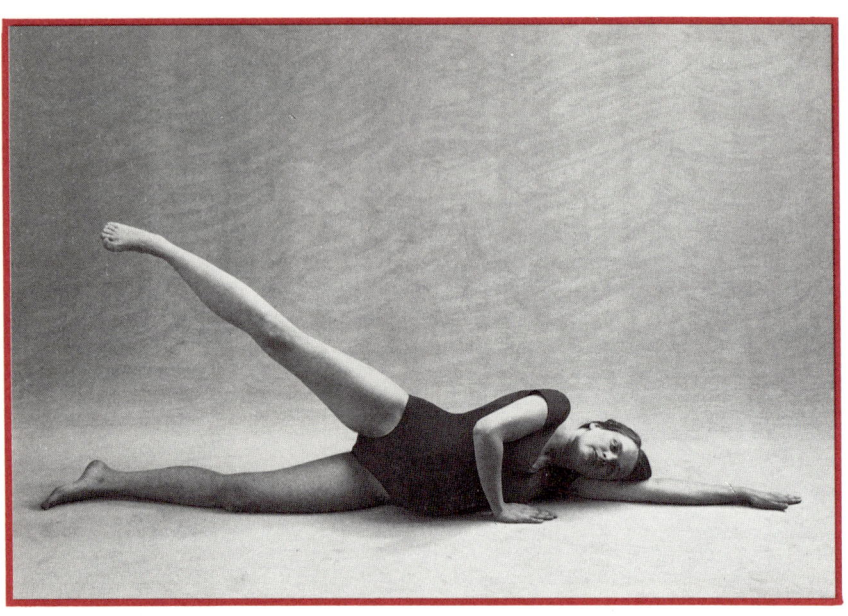

Legen Sie sich auf die rechte Körperseite, mit dem rechten Arm unter dem Kopf, den linken Arm stützend vor der Brust. Heben Sie das linke Bein langsam an und strecken Sie es direkt über dem rechten Bein nach oben. Beugen Sie die Fußgelenke dabei etwas, um einem eventuellen Wadenkrampf vorzubeugen. Die Knie beider Beine sollten möglichst durchgedrückt sein. Senken Sie das Bein langsam wieder und wiederholen Sie die Übung auf der linken Seite liegend. Achten Sie darauf, während der gesamten Übungsabfolge, ruhig und gleichmäßig zu atmen. Niemals sollte der Arm gepreßt oder angehalten werden.

Wirkung
Regt Verdauung und Kreislauf an. Stärkt Bauch-, Hüft- und Beinmuskulatur.

Für Bauch- und Rückenmuskulatur

▲ Einseitiges Beinheben Utthita Padasana

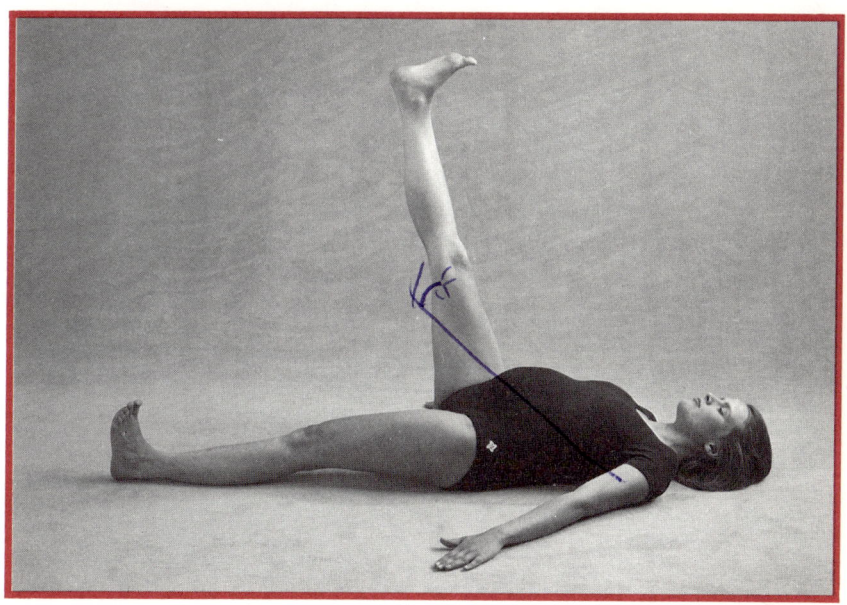

Sie liegen auf dem Rücken, die Arme neben dem Körper, die Handflächen am Boden, die Beine sind ausgestreckt. Drücken Sie nun den Rücken fest gegen den Boden, um Bauch- und Rückenmuskeln während der Übung nicht zu stark zu belasten. (Wenn nötig biegen Sie das Knie, des am Boden bleibenden Beines, etwas ein.) Beugen Sie die Zehen des rechten Fußes in Richtung Kopf, um eventuellen Wadenkrämpfen vorzubeugen. Heben Sie nun das rechte Bein – mit möglichst durchgedrücktem Knie – langsam und nicht höher als es für Sie noch bequem ist. Bleiben Sie einige Sekunden so und senken Sie das Bein dann langsam wieder zum Boden. Achten Sie darauf, daß der Atem ruhig und gleichmäßig ist. Niemals den Atem pressen oder anhalten. Führen Sie die Übung nach kurzer Pause auch mit dem linken Bein aus.

Wirkung
Stärkt Bein-, Bauch- und Rückenmuskulatur. Beugt Krampfadern vor und lindert bereits bestehende.

Übungsteil

● *Beckenkippen*

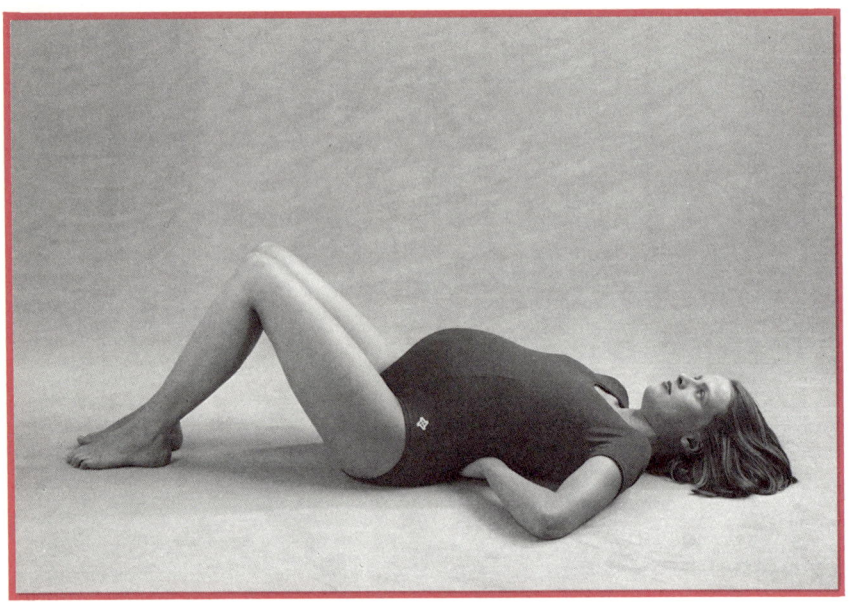

Legen Sie sich auf den Rücken, die Arme an den Seiten, die Beine ausgestreckt. Erspüren Sie mit den Händen, wo der untere Rücken leicht gekrümmt ist und nicht am Boden aufliegt. Nehmen Sie die Arme dann wieder an die Seiten und drücken Sie den unteren Rücken vorsichtig gegen den Boden, bis die Krümmung ausgeglichen ist und die ganze Wirbelsäule den Boden berührt. Das Becken ist dabei leicht nach oben geneigt; die Beine werden, wenn nötig, etwas angewinkelt.

Für Bauch- und Rückenmuskulatur

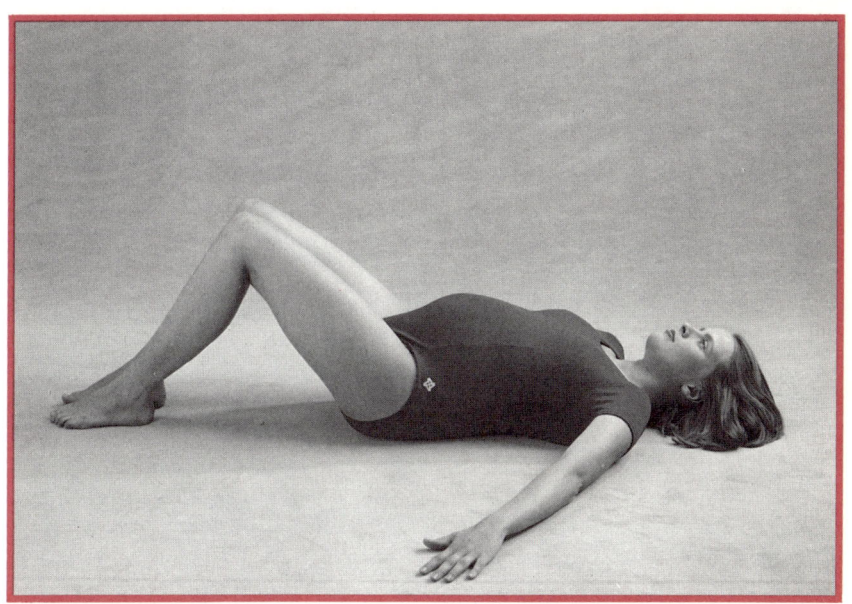

Variation
Sollte Ihnen diese Übung zunächst schwer fallen, fangen Sie mit dieser leichteren Variation an.
Legen Sie sich auf den Boden; stellen Sie die Füße auf und drücken Sie in dieser Haltung den Rücken gegen den Boden, bis die ganze Wirbelsäule auf dem Boden aufliegt.

Wirkung
Lindert Rückenschmerzen und beugt ihnen vor. Kräftigt die Bauchmuskeln.

Übungsteil

● Tapferkeitshaltung Birwadrasana

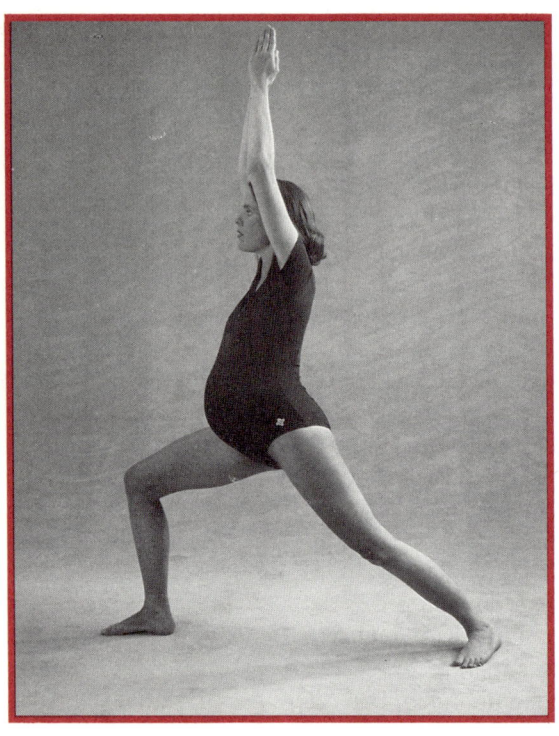

Stellen Sie sich auf einer rutschfesten Unterlage aufrecht hin. Grätschen Sie die Beine weit und drehen Sie den rechten Fuß dabei nach außen. Heben Sie die Arme in Schulterhöhe und strecken Sie sie zur Seite. Verlagern Sie das Gewicht nach rechts und beugen Sie das rechte Bein; das linke Bein bleibt gestreckt. Richten Sie Rumpf und Kopf gerade auf.

Wirkung
Stärkt die Bein- und Rückenmuskulatur und macht sie geschmeidig. Fördert die Durchblutung der Unterleibsorgane und kräftigt sie. Wirkt kreislaufanregend und belebend. Dehnt den Beckenboden und den Geburtskanal.

Für Bauch- und Rückenmuskulatur

▲ Halbe Kerze Viparita-Karani

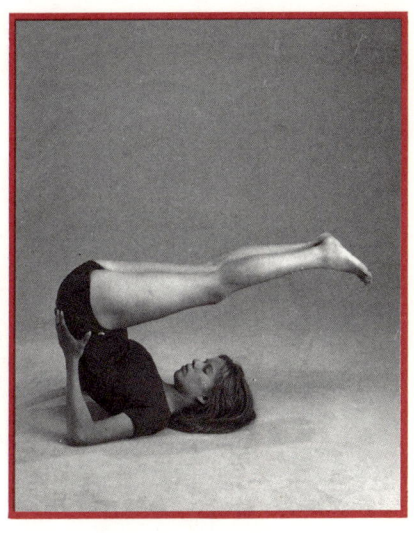

Legen Sie sich mit ausgestreckten Beinen auf den Boden. Die Arme liegen, mit den Handflächen nach unten, neben dem Körper. Winkeln Sie nun erst das eine, dann das andere Bein an und ziehen es möglichst hoch zur Brust heran. Lassen Sie die Knie dabei nach außen sinken, damit der Bauch nicht gedrückt wird. Drücken Sie nun mit den Händen und Unterarmen das Gesäß und den unteren Rücken langsam hoch und strecken Sie die Beine. Beugen Sie die Arme ein und stützen Sie sich mit den Händen in den Hüften. Versuchen Sie, das Gesäß eventuell noch etwas weiter nach oben zu drücken. Strecken Sie die Beine nur so weit nach hinten über den Kopf, daß der Bauch nicht gedrückt wird. Halten Sie die Übung so lange, wie Sie es als angenehm empfinden und atmen Sie ruhig und tief in den Bauch hinein. Beim Auflösen der Übung bringen Sie den Rücken vorsichtig wieder auf den Boden, indem Sie die Beine etwas weiter nach hinten strecken und sie anwinkeln. Dadurch rundet sich die Wirbelsäule, und der Rücken kann, von den Händen gestützt, abgerollt werden.

Wichtig
Während der gesamten Übungsfolge sollten die Bauchmuskeln gar nicht oder nur minimal angespannt werden. Achten Sie besonders darauf, daß die Beine nur im angewinkelten Zustand hochgehoben werden dürfen. Bei gestreckten Beinen würden Bauch- und Rückenmuskeln zu stark belastet, was während der Schwangerschaft nicht ratsam ist.

Wirkung
Verjüngt den ganzen Körper. Normalisiert die Schilddrüsenfunktion. Beugt einer Senkung der Geschlechtsorgane vor. Verhindert Krampfadern und Hämorrhoiden, behebt Verstopfung. Kopf und Unterleib werden besser durchblutet.

▲ Kuhmaul Gomukhasana

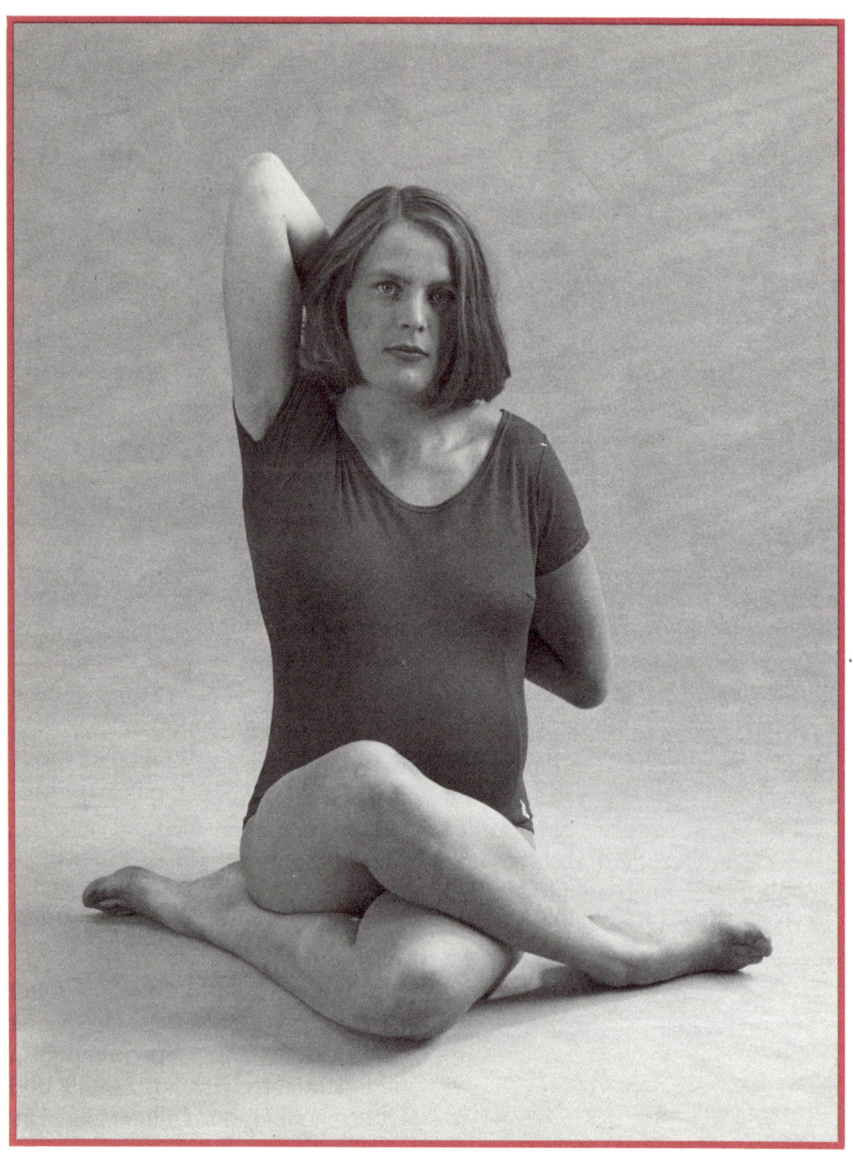

Für Brust und Oberkörper

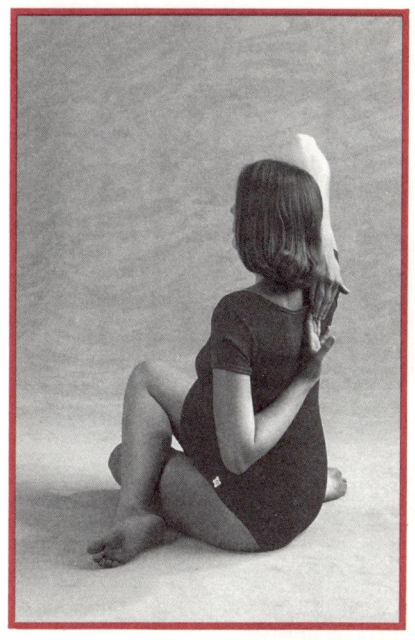 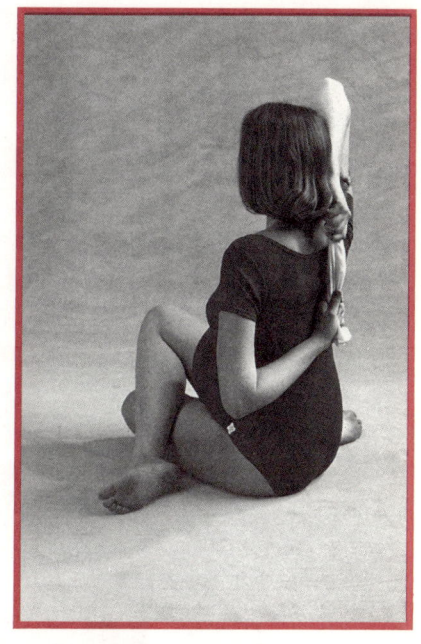

Sitzen Sie aufrecht mit ausgestreckten Beinen. Winkeln Sie das rechte Bein an und setzen Sie sich darauf oder dahinter. Kreuzen Sie nun das linke Bein über dem rechten und winkeln Sie es auch an. Greifen Sie mit der rechten Hand über die rechte Schulter und legen Sie die linke Hand von unten hinter den Rücken. Versuchen Sie die Finger beider Hände zusammenzubringen. Oberkörper und Kopf sind dabei gerade aufgerichtet. Der rechte Ellenbogen zeigt nach oben, nicht nach vorne. Atmen Sie tief und ruhig. Führen Sie die Übung wechselseitig aus.
Zur Erleichterung der Übung können Sie auch den Abstand zwischen den Händen mit einem Tuch überbrücken.

Wirkung
Strafft die Brustmuskulatur, dehnt Arme, Hals und Wirbelsäule. Weitet den Brustkorb, löst Spannungen in den Schultern. Kräftigt Gesäß und Oberschenkel, durchblutet den Unterleib.

Übungsteil

● *Handflächendruck*

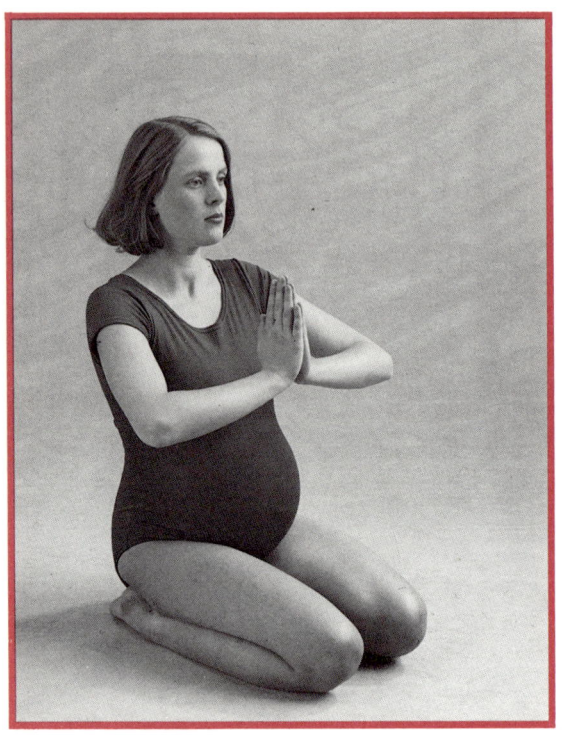

Nehmen Sie den Fersensitz ein (siehe Seite 48). Legen Sie die Handflächen vor der Brust so aneinander, daß die Unterarme eine gerade Linie bilden. Mit dem Ausatmen drücken Sie die Handflächen fest zusammen und halten den Druck einige Sekunden. Atmen Sie dabei gleichmäßig weiter. Nach dem Auflösen der Haltung schütteln Sie Arme und Hände gut aus.

Wirkung
Weitet den Brustkorb, kräftigt die Atmung, strafft Brust- und Armmuskulatur, verschönt den Busen.

Für Brust und Oberkörper

● Berg Parbatasana

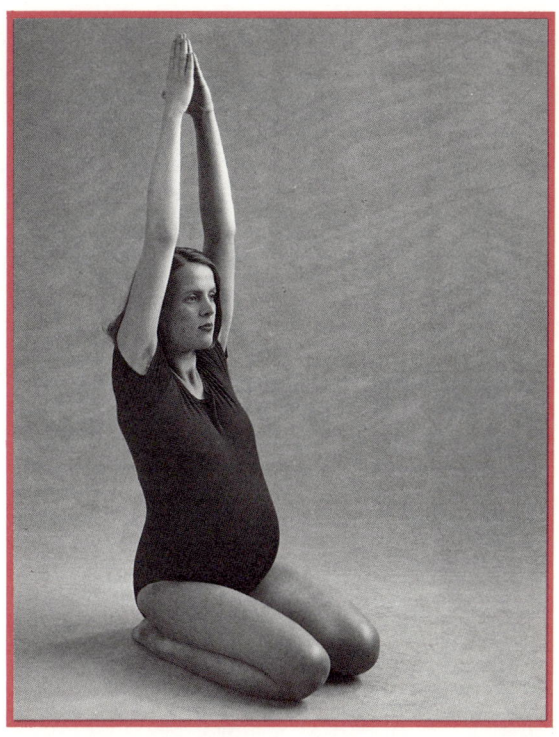

Nehmen Sie den Fersensitz (siehe Seite 48) ein. Der Oberkörper ist aufgerichtet. Legen Sie die Handflächen vor der Brust zusammen und drücken Sie mit dem Ausatmen die Hände fest aneinander. Mit dem Einatmen heben Sie die Arme weit über den Kopf, bis diese ganz gestreckt sind. Die Oberarme sollten die Ohren dabei leicht berühren und das Kinn nicht herausgestreckt werden. Bleiben Sie eine Weile so und atmen Sie ruhig und tief. Senken Sie die Arme mit dem nächsten Ausatmen wieder und bringen Sie die Hände vor die Brust.

Wirkung
Weitet den Brustkorb, verbessert die Lungenkapazität, aktiviert die Atmung. Trainiert die Brustmuskulatur, strafft die Brüste. Fördert die Verdauung, kräftigt Bauch-, Brust-, Rücken und Armmuskeln.

▲ Tanzhaltung Natarajasana

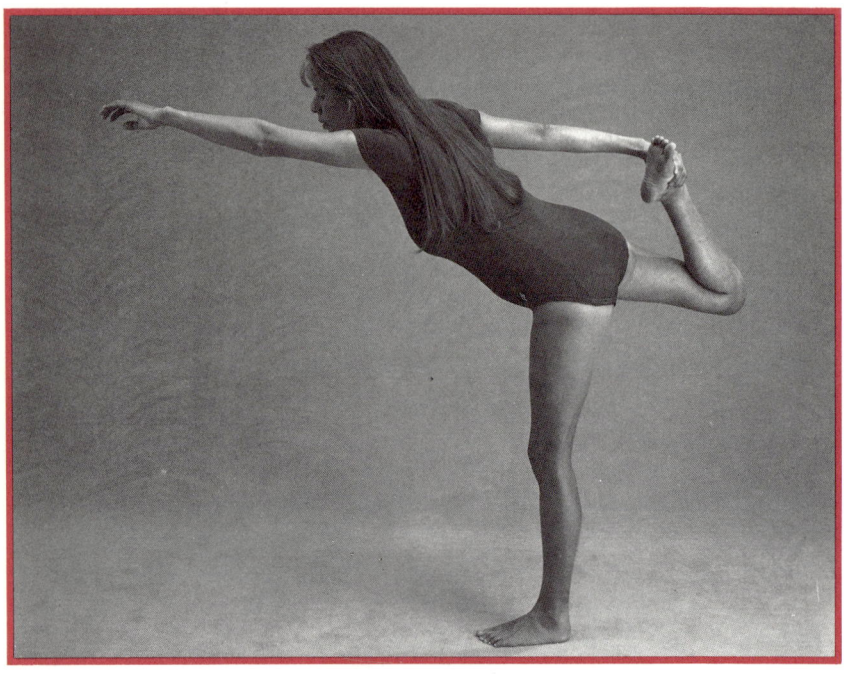

Stehen Sie aufrecht, das Körpergewicht ruht auf dem rechten Fuß. Beugen Sie das linke Bein nach hinten ein und umfassen Sie mit der linken Hand den Spann des linken Fußes. Strecken Sie den rechten Arm gerade nach vorn, waagrecht zum Boden. Beugen Sie den Oberkörper etwas nach vorne und strecken Sie das linke Bein so weit wie möglich nach hinten, so daß beide Arme sich auf einer, nach hinten leicht abfallenden Linie befinden. Versuchen Sie, einige Sekunden das Gleichgewicht zu halten. Atmen Sie dabei ruhig und gleichmäßig und lassen Sie sich im Bauch los. Üben Sie mit wechselnder Beinhaltung.

Wirkung
Stärkt den unteren Rücken und hilft gegen Rückenschmerzen. Beseitigt Spannungen im Schulterbereich. Verschönt die Büste. Entwickelt den Gleichgewichtssinn und die Anmut des Körpers.

Für Brust und Oberkörper

● Kamel Ustrasana

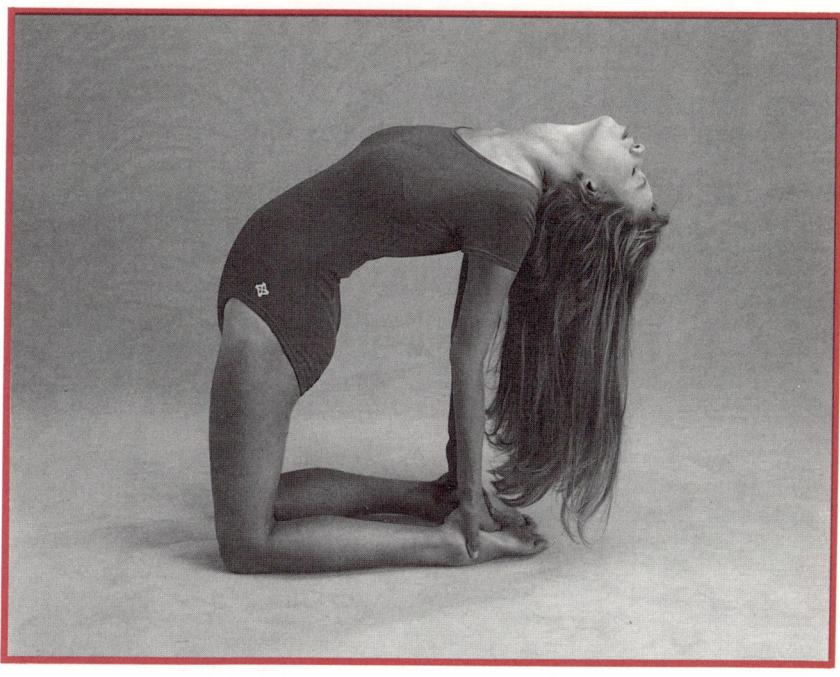

Knien Sie sich aufrecht hin. Die Knie sind leicht geöffnet, die Fußspitzen zeigen nach hinten. Beugen Sie sich langsam rückwärts und schieben Sie das Becken dabei nach vorne. Lassen Sie den Kopf in den Nacken sinken. Fassen Sie nun mit den Händen die Fersen oder Fußsohlen und stützen Sie sich darauf. Oberschenkel und Waden bilden so einen rechten Winkel. Wölben Sie Schenkel und Oberkörper zu einem Bogen nach vorn. Bleiben Sie einige Sekunden so und atmen Sie ruhig und gleichmäßig weiter. Richten Sie sich langsam wieder auf, indem Sie erst eine dann die andere Hand vorsichtig lösen und entspannen Sie sich.

Wirkung
Kräftigt die Wirbelsäule und hält sie elastisch. Dehnt Bauch-, Brustmuskeln und den gesamten Brustkorb. Hilft gegen Hängeschultern. Stärkt die Nieren, entspannt das Sonnengeflecht, durchblutet den Unterleib.

Übungsteil

● Baum Vrkasana

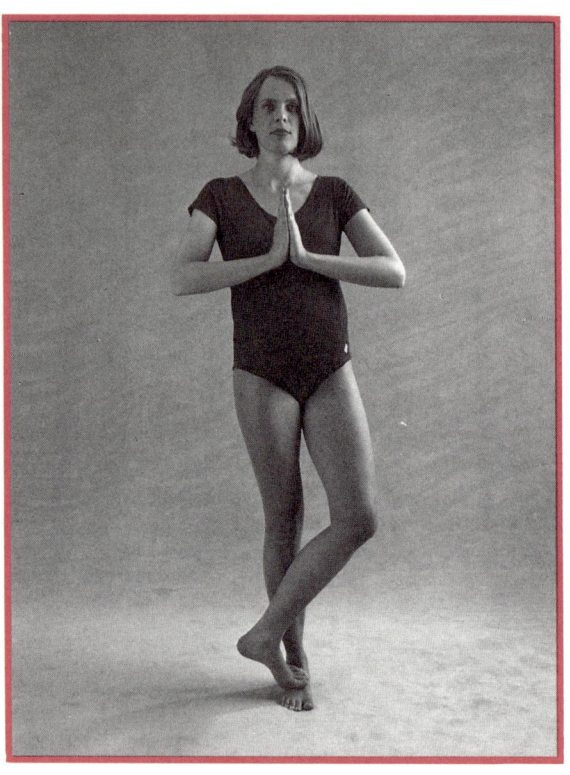

Stehen Sie aufrecht und stellen Sie den linken Fuß auf den Spann des rechten Fußes; die Ferse zeigt dabei nach außen. Legen Sie die Handflächen vor der Brust aneinander und heben Sie die Hände langsam empor, bis die Arme ganz gestreckt sind. Die Oberarme sollten dabei die Ohren berühren. Zur besseren Konzentration fixieren Sie einen imaginären Punkt an der Wand oder am Boden. Atmen Sie tief nach unten in den Bauch hinein und lassen Sie sich dabei im Bauch los. Verharren Sie eine Weile so und versuchen Sie dann einmal, die Augen kurz zu schließen, ohne das Gleichgewicht zu verlieren. Senken Sie langsam Arme und Fuß wieder und schütteln Sie die Beine aus. Üben Sie wechselseitig.

Für die Wirbelsäule

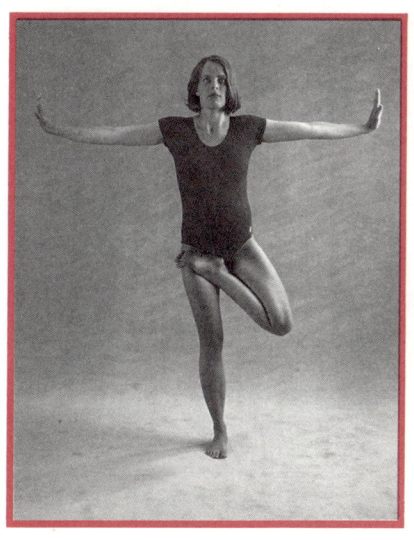 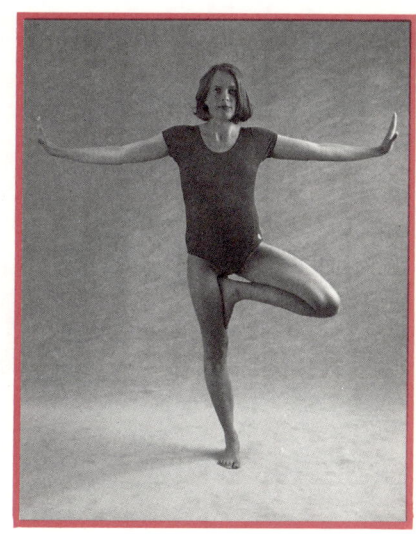

Variation 1
Stehen Sie aufrecht und drücken Sie die linke Fußsohle gegen die Innenseite des rechten Oberschenkels. Strecken Sie die Arme entweder mit zusammengelegten Handflächen nach oben oder breiten Sie sie weit zur Seite, wie die Äste eines Baumes.

Variation 2
Stehen Sie aufrecht, winkeln Sie das linke Bein an und ziehen Sie den linken Fuß über den rechten Oberschenkel hoch. Strecken Sie die Arme mit zusammengelegten Handflächen nach oben oder breiten Sie sie zur Seite aus.

Wirkung
Verbessert die Körperhaltung, kräftigt und durchblutet Fuß und Beinmuskulatur. Fördert die Konzentrationsfähigkeit und hilft das seelische Gleichgewicht halten.

Übungsteil

● *Krokodil* Nkarasana

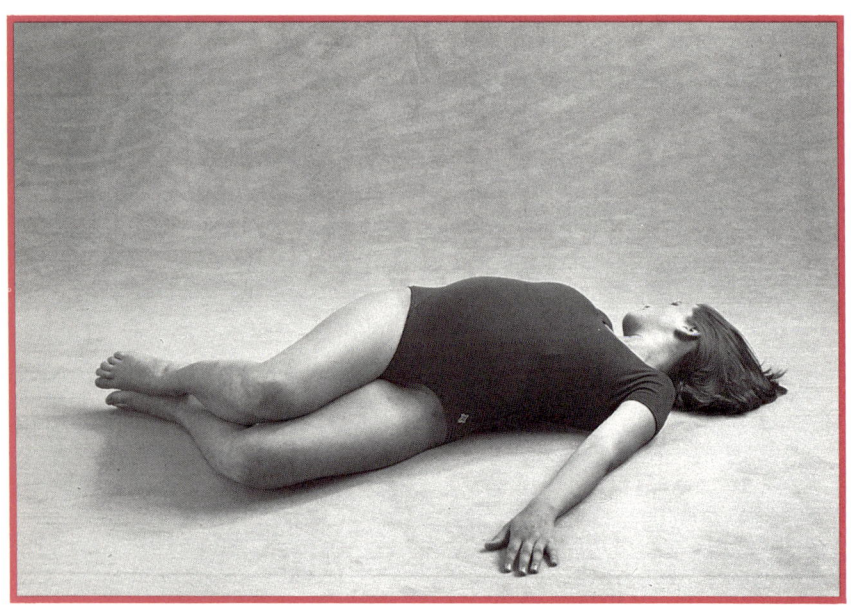

Legen Sie sich auf den Rücken und breiten Sie die Arme zur Seite aus. Stellen Sie die Füße dicht zusammen, wobei sich die Unterschenkel senkrecht zum Boden befinden. Senken Sie nun beide Beine, mit geschlossenen Knien, nach rechts auf den Boden und drehen Sie den Kopf dabei weit nach links. Beide Schultern bleiben auf dem Boden liegen.

Verharren Sie in dieser Haltung etwas und atmen Sie einige Male tief ein und aus. Dann stellen Sie die Beine langsam wieder auf und lassen sie nach links auf den Boden sinken, wobei Sie den Kopf weit nach rechts drehen.
Wiederholen Sie die Übung mehrere Male nach beiden Seiten in fließender Bewegung.

Für die Wirbelsäule

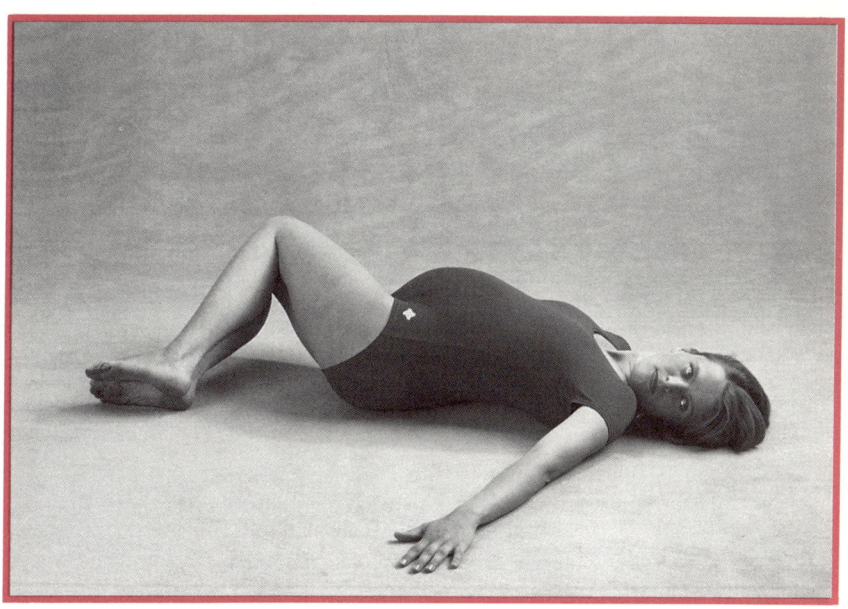

Wirkung
Stärkt die Wirbelsäule und die Rückenmuskulatur und hält sie elastisch. Die Bauchorgane werden massiert und besser durchblutet. Wirkt anregend auf das Nervensystem. Beugt Bandscheibenschäden vor und lindert Schmerzen im unteren Rückenbereich.

Übungsteil

● *Drehsitz* Ardha Matsyendrasana

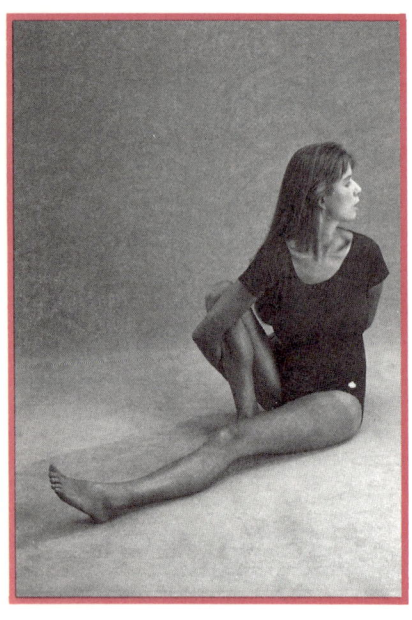
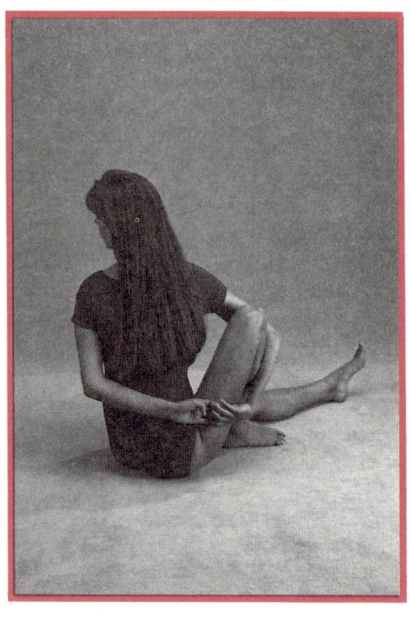

Sitzen Sie aufrecht mit ausgestreckten Beinen. Beugen Sie das rechte Knie und stellen Sie den rechten Fuß auf. Legen Sie den angewinkelten rechten Arm so um das rechte Bein, daß der Handrücken an der Außenseite des Oberschenkels anliegt.
Legen Sie den linken Arm auf den Rücken und schauen Sie nach hinten über die linke Schulter. Richten Sie den Oberkörper auf und versuchen Sie, die Finger beider Hände zusammenzubringen. Atmen Sie ruhig und gleichmäßig. Üben Sie wechselseitig.

Wirkung
Dehnt und stärkt die gesamte Rückenmuskulatur und löst dort Verspannungen. Vertieft die Atmung und weitet den Brustkorb. Wirkt harmonisierend auf das Nervensystem.

Für die Wirbelsäule

● *Leichter Drehsitz* Bharadwajsana

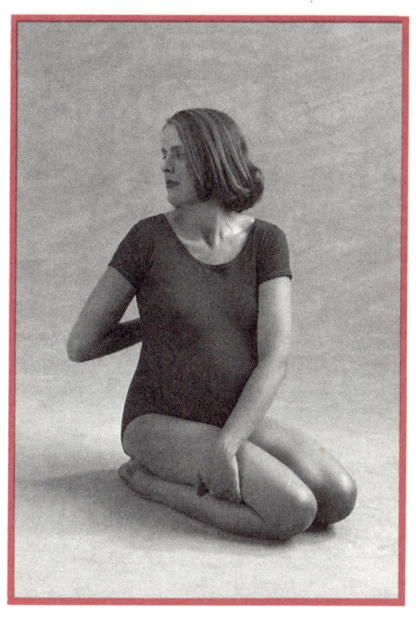 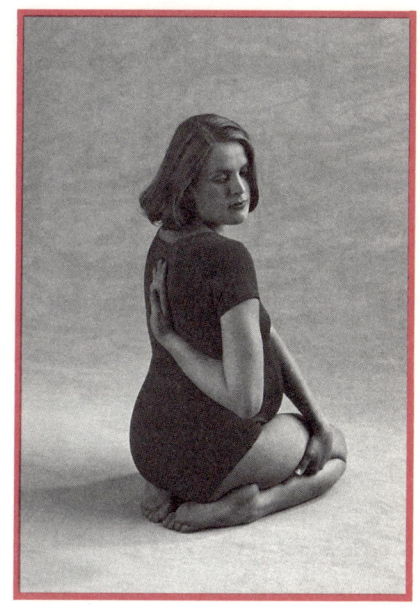

Nehmen Sie den Fersensitz ein und richten Sie den Oberkörper auf. Stecken Sie die linke Hand zwischen Oberschenkel und Wade des rechten Beines. Winkeln Sie den rechten Arm an und drücken Sie mit dem Handrücken der rechten Hand – etwas unterhalb der Schultern – gegen die Wirbelsäule. Schauen Sie nun über die rechte Schulter nach hinten und drehen Sie den Oberkörper dabei mit nach rechts. Bleiben Sie einen Moment so und atmen Sie ruhig und gleichmäßig. Führen Sie die Übung nach beiden Seiten aus.

Wirkung
Dehnt Muskeln und Bänder in Rücken und Nacken und löst dort Verspannungen. Verbessert die Blutzufuhr zum Nervensystem und wirkt harmonisierend.

Übungsteil

● *Katze* Bidalasana

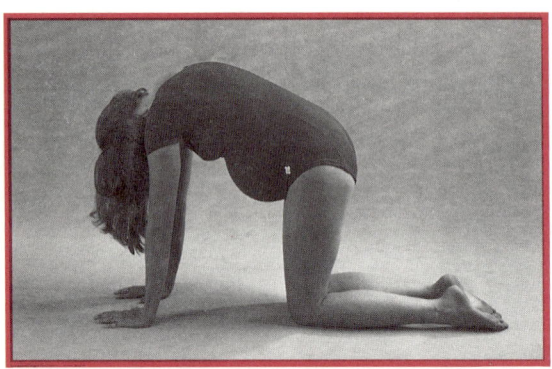

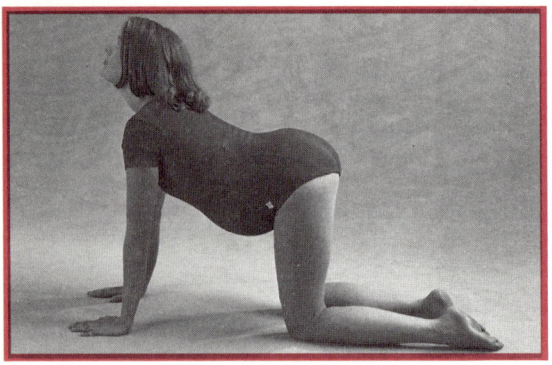

Knien Sie sich hin und stützen die Arme auf. Arme und Oberschenkel befinden sich senkrecht zum Boden. Stellen Sie die Hände etwa schulterbreit, die Knie so weit wie Sie es als bequem empfinden auseinander. Der Rücken ist gerade. Wölben Sie mit dem Ausatmen den Rücken weit nach oben, das Kinn wird dabei nach unten auf die Brust gedrückt, und ziehen Sie das Gesäß ein, so daß ein runder Katzenbuckel entsteht. Bleiben Sie einige Sekunden so und atmen Sie ruhig und gleichmäßig. Bringen Sie dann den Körper langsam wieder in die Ausgangsstellung zurück.

Für die Wirbelsäule

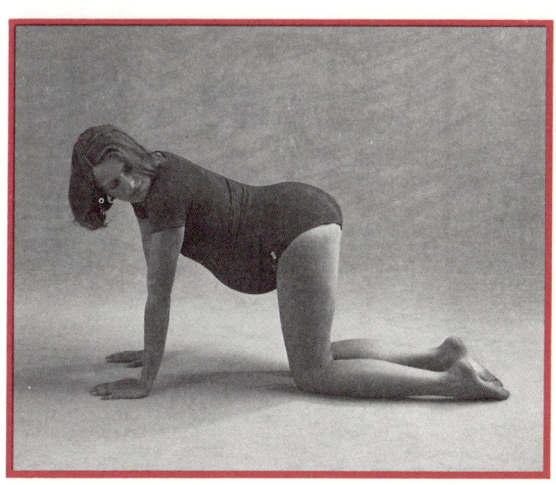

Machen Sie mit dem nächsten Ausatmen ein Hohlkreuz, wobei Sie das Gesäß weit nach oben strecken und den Kopf in den Nacken nehmen. Bleiben Sie einige Sekunden so, atmen Sie ruhig und gleichmäßig und kehren Sie dann wieder in die Ausgangsposition zurück. Diese Übung sollten Sie etwa drei- bis viermal wiederholen.

Variation
Blicken Sie während der Hohlkreuzphase abwechselnd nach rechts und links über die Schulter zum Gesäß hin. Führen Sie die Bewegung nur mit Kopf und Nacken aus. Schultern und Oberkörper bleiben dabei unbewegt.

Wirkung
Diese Haltung ist während der Schwangerschaft besonders zu empfehlen. Sie trainiert den gesamten Rücken und hält die Wirbelsäule elastisch. Sie beugt Bandscheiben- und Rückenschmerzen vor, fördert die Verdauung; kräftigt sämtliche Unterleibsorgane und die Bauchmuskulatur.

Gegen Mitte bis Ende der Schwangerschaft wird diese Asana als besonders wohltuend empfunden, da Rücken und Beine in dieser Haltung vom Gewicht der vergrößerten Gebärmutter vorübergehend entlastet sind.

● Halbe Brücke Ardha Tschakrasana

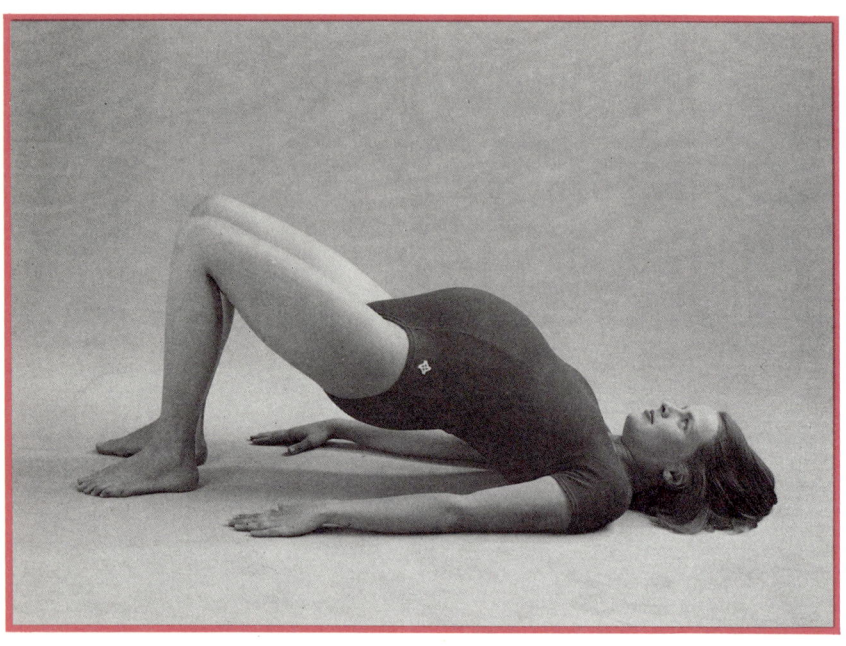

Legen Sie sich auf den Rücken, die Arme neben dem Körper, die Handflächen auf dem Boden. Stellen Sie die Füße auf, die Unterschenkel befinden sich dabei senkrecht zum Boden. Heben Sie jetzt langsam das Becken an, so daß das Gewicht des Körpers auf Füßen, Armen, Schultern und Kopf ruht. Bleiben Sie eine Weile in dieser Haltung, senken Sie dann langsam das Becken und legen Sie sich, Wirbel um Wirbel abrollend, auf den Rücken.

Wirkung
Massiert die Wirbelsäule, beugt Rückenschmerzen vor und lindert schon vorhandene. Strafft und stärkt die Bauchmuskeln. Kopf- und Brustbereich werden besser durchblutet.

Übungen für den Kopf-, Nacken- und Schulterbereich

▲ Fisch Matsgasana

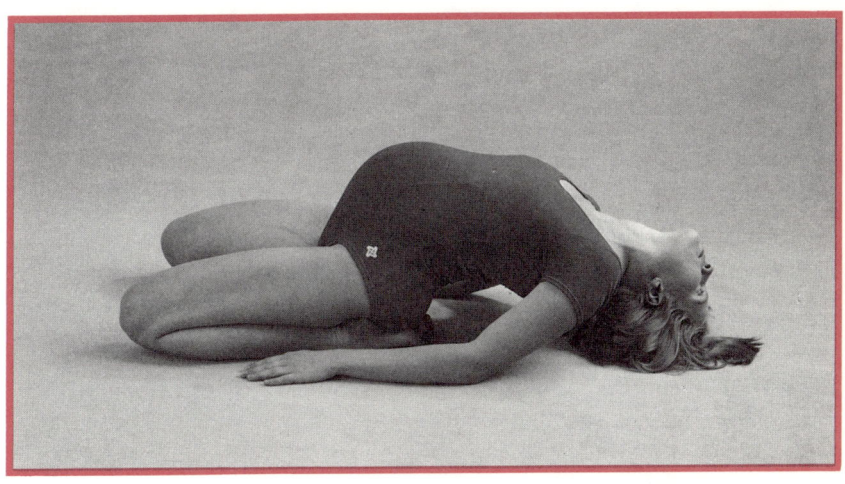

Nehmen Sie den Fersen- oder Diamantsitz ein. Stützen Sie sich mit beiden Händen weit nach hinten ab und lassen Sie sich langsam erst auf den einen, dann auf den anderen Unterarm herunter. Drücken Sie den Rücken nach vorne durch – zum Hohlkreuz – und lassen Sie den Kopf nach hinten sinken. Versuchen Sie nun den Kopf langsam näher zum Boden zu bringen, wobei Sie die Unterarme etwas weiter auseinanderrücken und leicht einknicken. Wenn der Scheitel auf dem Boden aufliegt, das Gewicht auf Kopf und Gesäß verlagern und mit den Unterarmen nur noch leicht abstützen. Atmen Sie ruhig und gleichmäßig. Achten Sie beim Auflösen der Übung darauf, daß Sie sich langsam und nicht durch die Kraft der Bauchmuskeln aufrichten, sondern sich fest erst mit den Unterarmen und dann mit den Händen abstützen. Der Bauch sollte während des ganzen Aufrichtens möglichst entspannt bleiben.

Wirkung
Entspannt Nacken, Rücken und Sonnengeflecht. Kräftigt die Bauchmuskulatur. Wirkt massierend auf Verdauungs- und Geschlechtsorgane. Regt die Drüsenfunktion an. Nakken, Hals und Kopfbereich werden besser durchblutet, die Gesichtshaut wird glatter und der Teint verbessert.

Übungsteil

● Löwe Simhasana

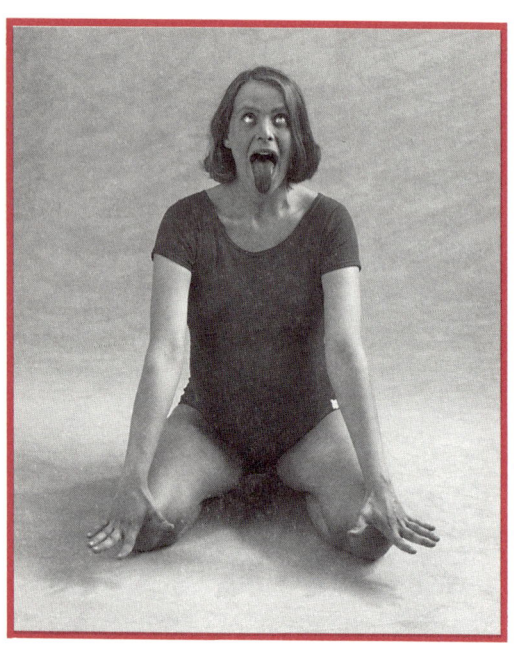

Nehmen Sie den Fersensitz ein. Legen Sie die Handflächen auf die Knie, wobei Sie die Finger weit auseinander spreizen. Beim Ausatmen reißen Sie Mund und Augen so weit wie möglich auf und strecken die Zunge lang heraus. Richten Sie den Blick zur Nasenwurzel oder rollen Sie mit den Augen. Spannen Sie Gesichts-, Hals-, Arm- und Handmuskeln dabei fest an. Mit dem Einatmen entspannen Sie alle Muskeln und schließen Mund und Augen eine Weile. Atmen Sie ruhig und tief.

Wirkung
Entspannt, glättet und durchblutet die Gesichts- und Halspartie. Beugt Faltenbildung und beginnender Erkältung vor. Lindert Halsschmerzen. Verbessert die Sehkraft.

Zur Geburtsvorbereitung und für den Beckenboden

● Schakti-Haltung Baddha-Konasana

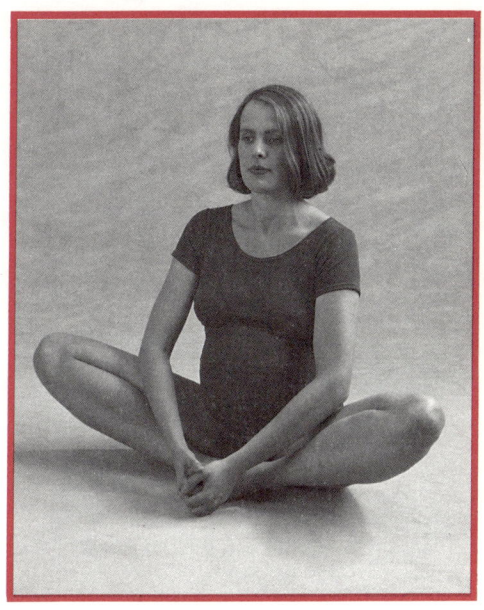

Setzen Sie sich aufrecht hin und spreizen Sie die Beine weit. Legen Sie dann die Fußsohlen aneinander, umfassen Sie die Füße mit den Händen und ziehen Sie diese möglichst nah an den Damm heran.
(Zur Erleichterung oder wenn der Bauch schon zu umfangreich ist, können Sie auch die Hände auf die Knie legen und sie leicht und vorsichtig nach unten drücken.)
Atmen Sie tief und ruhig in den Bauch hinein und lassen Sie sich in den Beinen und vor allem im Beckenboden los.

Wirkung
Neben der Hocke und dem Aswini Mudra ist die „Schakti-Haltung" die wichtigste Übung für die Geburtsvorbereitung. Sie weitet den Geburtskanal, dehnt die gesamte Beckenbodenmuskulatur und macht sie elastisch. Kräftigt die Oberschenkelinnenseiten. Regt die Nieren- und Blasentätigkeit an. Trainiert Fuß-, Knie- und Hüftgelenke.

● Hocke Utkasana

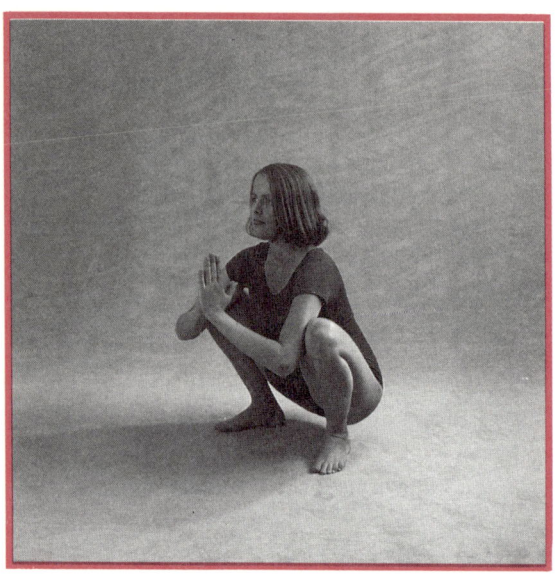

Stellen Sie sich aufrecht hin. Die Füße stehen parallel zueinander, etwa schulterbreit gespreizt. Senken Sie nun mit weit geöffneten Knien den Körper langsam zu Boden, bis das Gesäß die Fersen berührt. Das Gewicht des Körpers ruht dabei zuerst auf den Zehen, beim Sitzen verlagert es sich dann auf die Fersen. Nehmen Sie die Arme zum Ausbalancieren nach vorne zwischen die Knie und stützen Sie sich eventuell mit den Oberarmen auf den Knien ab. Wenn möglich, sollte die gesamte Fußsohle den Boden berühren. Bleiben Sie so lange sitzen, wie Sie es als angenehm empfinden. Atmen Sie tief und ruhig und lassen Sie Bauch und Beckenboden los.

Variation
Stellen Sie sich in der Hocke auf die Zehenspitzen und strecken Sie die Arme gerade über den Kopf, so daß die Oberarme die Ohren berühren. Legen Sie die Handflächen über dem Kopf aneinander und balancieren Sie sich vorsichtig aus. Zur leichteren Konzentration fixieren Sie einen imaginären Punkt an der Wand oder am Boden.

Zur Geburtsvorbereitung

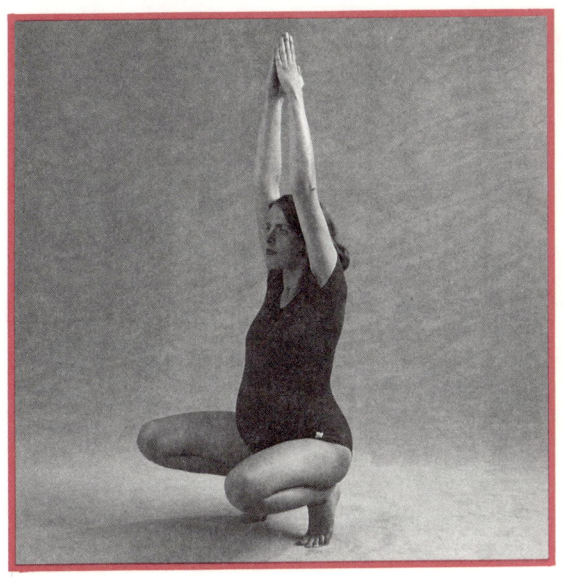

Wirkung

Die Hocke ist eine der wichtigsten Übungen zur Vorbereitung auf die Geburt. Die Muskeln des Beckenbodens werden in hohem Maße gedehnt und der Geburtskanal geweitet.

Außerdem wirkt die Übung vorbeugend gegen Krampfadern. Bei bereits vorhandenen Krampfadern ist sie jedoch nicht zu empfehlen, da ein zu starker Druck auf die Beine ausgeübt wird. Füße, Fuß- und Kniegelenke werden gestärkt, die Bauchmuskeln gestrafft, Rückenschmerzen beseitigt oder gelindert.

Die Hockstellung sollte so oft wie möglich eingenommen werden, zum Beispiel bei alltäglichen Verrichtungen wie putzen, Wäsche aufhängen, etwas vom Boden aufheben und bei sonstigen anfallenden Hausarbeiten.

Afterschließmuskel-Kontraktion Aswini Mudra

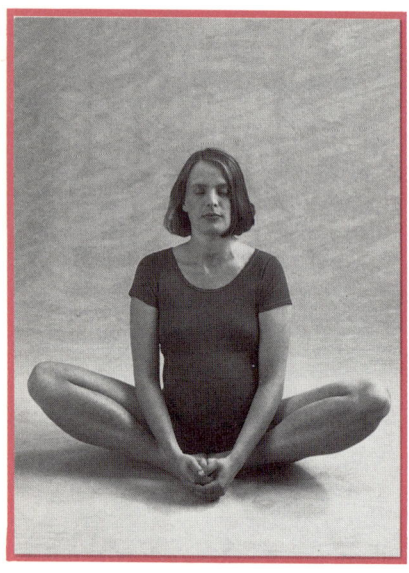

Diese Übung wird mit dem Atem kombiniert und sollte auch nur in dieser Form ausgeführt werden. Wichtig ist, daß während der ganzen Übungsabfolge die Gesichtsmuskeln entspannt bleiben, da diese in enger Verbindung zur Beckenbodenmuskulatur stehen.

Sitzen, liegen oder stehen Sie so entspannt wie möglich. Am vorteilhaftesten ist es während der Schwangerschaft die „Schakti-Haltung" (siehe Seite 87) einzunehmen.

Richten Sie Ihre Konzentration auf das Ein- und Ausatmen. Mit dem nächsten langsamen Ausatmen ziehen Sie die After-Scheiden- und Beckenbodenmuskulatur fest zusammen. Halten Sie die Muskelspannung während des Ausatmens; oder versuchen Sie sie, wenn möglich, mit dem Ausatmen noch zu steigern.

Beim nächsten Einatmen entspannen Sie die Muskeln und spüren wie sich der gesamte Beckenbodenbereich lockert und weich wird.

Wirkung

Das Aswini-Mudra ist eine der wichtigsten Übungen, sowohl vor – als auch nach der Geburt.

Kräftigt und festigt den Beckenboden vor und nach der Geburt. Hilft den Beckenboden bewußt entspannen, was besonders während der Preßphase bei der Geburt von großer Wichtigkeit ist, um den Kopf des Kindes leichter hindurchzulassen und einem Dammriß vorzubeugen. Nach der Geburt hilft das Aswini Mudra die Spannkraft der erschöpften Beckenbodenmuskulatur wiederherzustellen und verhindert einen eventuellen Gebärmuttervorfall. Die Rückbildung aller durch die Geburt beanspruchten Sexualorgane wird angeregt und gefördert.

▲ Beinspreizen Upavistasana

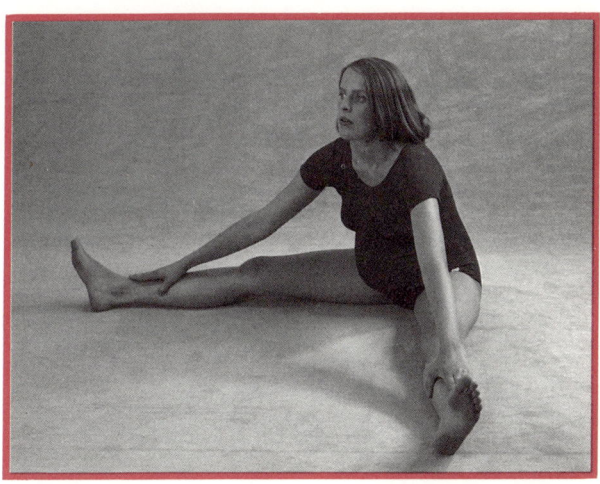

Sitzen Sie aufrecht und spreizen Sie die Beine so weit wie möglich. Legen Sie die Hände auf die Knie und lassen Sie sie mit jedem Ausatmen ein Stückchen weiter an den Beinen hinuntergleiten, bis sie in etwa die Fußgelenke berühren. Verharren Sie in dieser Haltung eine Weile und achten Sie sorgfältig darauf, daß Nacken, Schultern und Bauch entspannt sind und es während der gesamten Übung auch bleiben.

Wichtig
Bei dieser Asana während der Schwangerschaft niemals den Oberkörper weiter vorbeugen als angegeben, da sonst der Bauch zu stark gedrückt werden kann.

Wirkung
Die Übung eignet sich besonders gut für die Geburtsvorbereitung, da man lernt, trotz Spannung an einer Stelle des Körpers den übrigen Körper zu entspannen. Diese Fähigkeit des bewußten Entspannens hilft auch während der fortgeschrittenen Wehen, die ja ein intensives Anspannen der Gebärmutter sind, ruhig und gelöst zu bleiben und keine Kräfte durch unnötiges Verspannen zu vergeuden. Gleichzeitig dehnt die Asana die Beckenbodenmuskulatur, macht sie elastisch und bereitet sie so auf die Geburt vor.

Übungsteil

▲ Spagat Virrabhadrasana

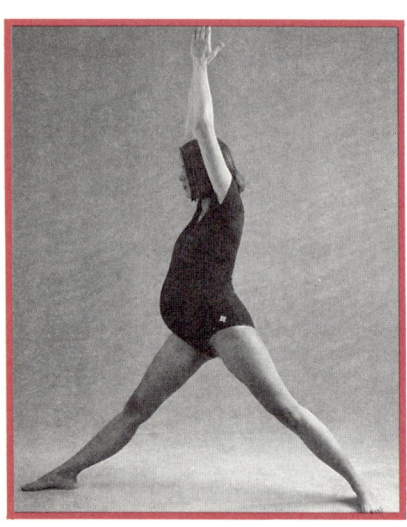 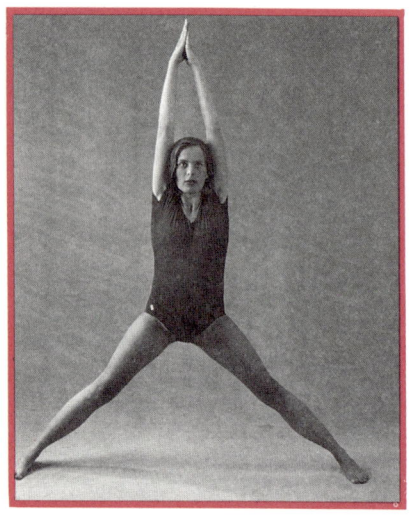

Stehen Sie aufrecht mit weit auseinandergestellten Beinen auf einem rutschfesten Untergrund. Versuchen Sie, langsam und vorsichtig die Beine noch weiter zu spreizen; die Knie sind dabei durchgedrückt. Strecken Sie die Arme mit aneinandergelegten Handflächen nach oben über den Kopf oder breiten Sie sie gerade zur Seite aus. Bleiben Sie eine Weile so, atmen Sie dabei ruhig und tief, und lösen Sie die Übung langsam und vorsichtig auf.

Variation
Stellen Sie sich aufrecht hin, die Beine weit auseinander. Drehen Sie den Körper und den rechten Fuß um 90 Grad nach rechts, ohne dabei den linken Fuß zu verrücken. Versuchen Sie nun vorsichtig die Beine noch weiter zu spreizen. Strecken Sie die Arme mit aneinandergelegten Handflächen nach oben über den Kopf oder breiten Sie sie gerade zur Seite aus.

Wirkung
Dehnt den Geburtskanal, macht den Beckenboden elastisch. Strafft die Oberschenkel und kräftigt die gesamte Beinmuskulatur.

4. KAPITEL

Die natürliche und sanfte Geburt

Immer mehr Mütter wünschen sich eine natürliche und sanfte Geburt möglichst in häuslicher Umgebung fernab von den sterilen Kreißsälen. Unter einer natürlichen Geburt versteht man einen spontanen Geburtsverlauf, der ohne mechanische (wie zum Beispiel Geburtszange oder Saugglocke) oder medikamentöse (wie Wehenverstärker, Betäubungs- oder Beruhigungsmittel) Hilfsmittel und bei vollem Bewußtsein und mit der aktiven Mitarbeit der werdenden Mutter stattfindet.

Der Ausdruck „Sanfte Geburt" wurde entscheidend von dem französischen Frauenarzt und Geburtshelfer Frédérick Leboyer geprägt. In seinem gleichnamigen Buch beschäftigt er sich vorwiegend mit der Situation des Neugeborenen und setzt sich entschieden für dessen menschenwürdige Behandlung ein. Unter anderem fordert er, das Kind unmittelbar nach der Geburt auf den Bauch oder in den Arm der Mutter zu legen, mit dem Abklemmen der Nabelschnur zu warten, bis diese nicht mehr pulsiert, keine beißende Silbernitratlösung in die Augen des Babys zu träufeln und das Licht bei und nach der Geburt gedämpft zu halten. Besonderen Wert legte er auf das sogenannte „Bonding" – die ursprüngliche, intensive Beziehung zwischen Mutter und Kind direkt nach der Geburt, die, nach wissenschaftlichen Untersuchungen, bestimmend ist für die weitere Mutter-Kind-Beziehung und die durch eine sofortige Trennung empfindlich gestört wird.

Das Geburtserlebnis für Mutter und Kind

Eine sanfte, möglichst natürliche und bewußte Geburt erfordert eine gründliche körperliche, geistige und seelische Vorbereitung der werdenden Mutter.

Dazu gehört eine gute körperliche Kondition, die Beherrschung von Entspannungs- und Atemtechniken und eine ganze Portion Selbstdisziplin und Hingabe. Hier bewährt sich jetzt Ihre tägliche Yogapraxis. Die Asanas haben Ihren Körper kräftig und durchlässig gemacht. Durch Entspannungs-, Atemübungen und Meditation haben Sie gelernt, sich zu öffnen, in der Spannung entspannt zu bleiben und sich der Energie in Ihrem Körper hinzugeben. Alle diese Fähigkeiten werden Ihnen nun bei der Geburt Ihres Kindes helfen.

Jede Geburt ist einzigartig und immer wieder neu, man kann nicht im voraus wissen, wie sie verlaufen

Die natürliche und sanfte Geburt

wird. Keine noch so gute Vorbereitung kann Ihnen einen idealen Geburtsverlauf garantieren, aber Sie können dafür Ihr Bestmögliches tun. Der Rest ist Vertrauen und Hingabe.

Wenn Sie zu Hause entbinden wollen, sprechen Sie vorher mit Hebamme und Arzt über Ihre Wünsche, Bedürfnisse und Vorstellungen bezüglich der Geburt. Bei einer Klinik- oder ambulanten Entbindung sollten Sie abklären, wie weit man bereit ist, auf Ihre Wünsche einzugehen. Es empfiehlt sich, auch bei einer Hausgeburt, eine geeignete Klinik in der Nähe zu wissen, die Ihnen im Notfall zur Verfügung steht. Wichtig ist, daß Sie für die Geburt einen Platz wählen, an dem Sie sich sicher und geborgen fühlen und der es Ihnen ermöglicht, sich ganz auf das Geburtsgeschehen zu konzentrieren.

Sie selber sollten über genügend Kenntnis der einzelnen Geburtsphasen verfügen und wissen, wie man sich während dieser verhält. Unkenntnis führt leicht zu Unsicherheit, Unsicherheit zu Verkrampfung, Verkrampfung aber behindert den Geburtsverlauf in mannigfacher Weise und verursacht Schmerzen.

Im folgenden wird ein Überblick über die verschiedenen Phasen einer normal verlaufenden Geburt gegeben und das entsprechende Verhalten während dieser Phasen aufgezeigt. Es würde den Rahmen dieses Buches aber sprengen und wäre auch nicht dessen Sinn und Zweck, auf Besonderheiten oder mögliche Komplikationen während der Geburt einzugehen.

Die Phasen der Geburt

Die Eröffnungsphase

Diese Phase beginnt oft schon Tage vor der Geburt mit den sogenannten Vorwehen oder Braxton-Hicks-Kontraktionen. Diese werden, wenn sich die eigentliche Geburt ankündet, häufiger und intensiver und erfolgen dann in meist noch unregelmäßigen Abständen von etwa 10 bis 30 Minuten. In vielen Fällen geht zu diesem Zeitpunkt bereits etwas blutiger Schleim ab, der bisher den Eingang zum Gebärmutterhals verschlossen hatte. Die Kontraktionen der Eröffnungsphase sind leicht und bewirken eine Verkürzung des Gebärmutterhalses, bei Mehrfachgebärenden auch oft schon eine leichte Öffnung des Muttermundes. Es ist nicht schwierig, mit ihnen umzugehen. Wenn sie nachts auftreten, versuchen Sie ruhig, noch etwa weiterzuschlafen. Tagsüber können Sie einen Spaziergang machen, ein Buch lesen, letzte Vorkehrungen für die Geburt treffen, einfache Hausarbeiten erledigen, einige leichte Asanas ausführen oder meditieren. Alles, was Sie entspannt und in eine freudige, harmonische Stimmung versetzt, ist erlaubt und erwünscht. Größere Mahlzeiten sollten Sie zu diesem Zeitpunkt allerdings nicht mehr einnehmen. Der Körper bereitet sich jetzt auf die Geburt vor und sollte nicht mehr durch zusätzliche Verdauungstätigkeit belastet werden. Wenn die Kontraktionen intensiver und regelmäßiger werden und etwa alle 5 bis 10 Minuten stattfinden, gibt es keinen Zweifel mehr, daß die Geburt begonnen hat.

Die mittlere Phase der Geburt

Die Kontraktionen fordern nun in stärkerem Maße Ihre Konzentration und lassen sich nicht mehr übergehen. In dieser Phase öffnet sich der Muttermund auf etwa 7 bis 8 Zentimeter. Jetzt ist es an der Zeit, bewußt Entspannung und Atem einzusetzen und sich in das Geburtsgeschehen zu vertiefen. Wählen Sie eine Ihnen angenehme Position, die Sie nach Bedarf wechseln können. Liegen Sie auf dem Rücken, auf der Seite oder probieren Sie den Vierfüßerstand. Wenn es Ihnen möglich ist, sich im Sitzen zu entspannen, nehmen Sie eine Meditationshaltung ein, die Sie nicht anstrengt oder setzen Sie sich bequem in einen Sessel oder rittlings auf einen Stuhl, wobei Sie Ihre Arme auf der Lehne aufstützen. Bei einer sitzenden Haltung machen Sie sich die Schwerkraft zunutze, die hilft, das Baby schneller in Richtung Geburtskanal zu befördern.

Richten Sie nun Ihre ganze Aufmerksamkeit auf das völlige Loslassen des gesamten Körpers, wie Sie es bei der Tiefenentspannung gelernt haben. Bitten Sie dazu gegebenenfalls Ihren Partner oder einen Menschen, der Sie bei der Geburt begleitet, die Entspannung der einzelnen Gliedmaßen zu überprüfen, wie im Kapitel über die Tiefenentspannung beschrieben (siehe Seite 19 ff).

Besondere Beachtung brauchen Beckenboden und die Gesichtsmuskulatur, die, wie schon erwähnt, in direktem Zusammenhang stehen. Denken Sie daran: Ein fest zusammengepreßter oder verzogener Mund bedeutet immer auch eine verkrampfte Scheidenmuskulatur.

Lassen Sie jede Kontraktion ruhig auf sich zukommen und nehmen Sie sie an, indem Sie sich weit nach unten öffnen. Stellen Sie sich vor, wie die Wehe den Geburtskanal weitet und Ihr Kind dem Geburtsausgang ein Stückchen näher kommt. Versuchen Sie, Wehe oder Kontraktion nicht mit Schmerz zu assoziieren, sondern vielmehr mit harter Arbeit, bei der Sie alle Kraft, die Ihnen zur Verfügung steht, einsetzen. Sie werden hart arbeiten und jede Kontraktion ist ein Meilenstein auf dem Weg zu Ihrem Kind. Vielen Frauen hilft es, sich die Wehen als Wellen vorzustellen, die langsam beginnen, sich zu einem Höhepunkt steigern und lang-

Die natürliche und sanfte Geburt

sam wieder abklingen und auf denen Sie zu reiten versuchen. Ein Wellenreiter muß sich der Welle ganz überlassen, mit ihr fließen, wenn er nicht von ihr überrollt werden will. Genauso muß die werdende Mutter sich den auf sie zukommenden Kontraktionen hingeben. Jedes sich Wehren oder dagegen Ankämpfen würde Verkrampfung und Schmerz verursachen. Die Geburtsarbeit bleibt bis zur Austreibungsphase ganz passiv. Sie besteht darin, sich in völliger Gelöstheit der Geburtsenergie hinzugeben, was allerdings, wie auch schon im Kapitel über die Tiefenentspannung erwähnt, mehr Konzentration und Selbstdisziplin erfordert, als eine aktive Mitarbeit. Eine große Hilfe ist dabei der Atem. Indem Sie während der Kontraktionen Ihre Aufmerksamkeit auf den ruhigen, rhythmischen Atem richten, bleiben Sie entspannt und konzentriert.

Beginnen Sie immer mit der „Tiefen Bauchatmung" am Anfang einer Kontraktion und versuchen Sie, diese so lange wie möglich beizubehalten, ohne den Atem dabei zu zwingen oder zu pressen. Diese Atmungsform wirkt sich grundsätzlich sehr günstig auf das Geburtsgeschehen aus, weil die Gebärmutter in ihrer Tätigkeit unterstützt und der Beckenboden weich und entspannt gehalten wird.

Außerdem garantiert die „Tiefe Bauchatmung" eine ausreichende Sauerstoffversorgung von Mutter und Kind. Allerdings kann bei zunehmender Wehendauer und -intensität der Druck des Zwerchfells auf den Uterus als unangenehm empfunden werden. Wenn dies der Fall ist, beginnen Sie am Anfang der Wehe mit der „Tiefen-Bauchatmung", atmen Sie auf ihrem Höhepunkt kurz und flach aus und ein, und schließen Sie, gegen Ende der Kontraktion, wieder mit der „Tiefen-Bauchatmung". Achten Sie darauf, daß Ein- und Ausatmen die gleiche Länge haben und der Atem rhythmisch fließt. Wie bei der Ausführung der Asanas ist auch während der Geburt – die Preßphase ausgenommen – das oberste Gebot, den Atem niemals anzuhalten, zu zwingen oder zu pressen. Konzentrieren Sie sich auf das bewußte Ausatmen, was die Passivität Ihrer Haltung unterstützt, und lassen Sie das Einatmen von selber folgen. Sie werden wahrscheinlich feststellen, daß die Atemzüge auf dem Kontraktionshöhepunkt mit zunehmender Wehenintensität und -dauer, kürzer und häufiger werden. Um so wichtiger ist es, die Wehenpausen für tiefes und ruhiges Atmen zu nutzen, um Ihren und den Sauerstoffbedarf Ihres Kindes zu decken. Sie können hierzu die auf Seite 14 beschriebene „Yogi-Vollatmung" benutzen, wenn Sie sie leicht und fließend beherrschen.

Die schwerste Phase der Geburt

Wenn diese Atmungsform für Sie noch mit Anstrengung verbunden ist, leistet Ihnen die „Tiefe-Bauchatmung" bessere Dienste.
Durch zu starkes Einatmen kann ein Überangebot an Sauerstoff leicht zur sogenannten „Hyperventilation" führen, die sich durch Kribbeln oder Krämpfe der Gliedmaßen bemerkbar macht. In diesem Fall formen Sie Ihre Hände zu einer Schale vor Mund und Nase oder nehmen eine Papiertüte, atmen hinein und die ausgeatmete Luft wieder ein, bis die Symptome nachlassen und das Verhältnis von Sauerstoff und Kohlendioxid in Ihrem Blut wieder ausgeglichen ist.
Wärme wird meist während aller Geburtsphasen als angenehm empfunden, da sie die Muskulatur lockert, was die Entspannung sehr fördert. Manchmal ist der Kreislauf während der Geburt verlangsamt, was sich unter anderem durch kalte Hände und Füße bemerkbar macht. Hier kann Wärme in Form von Wollstrümpfen, oder eine Wärmflasche, die an Füße, in den Rücken, auf den Bauch oder den Beckenboden gelegt wird, außerordentlich zum Wohlgefühl beitragen. Mit einem warmen Sitzbad habe ich während meiner Geburten die besten Erfahrungen gemacht. Das Wasser sollte allerdings nicht höher als etwas über die Taillengegend reichen, weil es sonst zuviel Energie entzieht und eine zusätzliche Kreislaufbelastung darstellt. Sie können das Bad so lange ausdehnen, wie Sie sich wohl dabei fühlen. Sobald Sie aber auch nur den leisesten Drang zum Pressen verspüren, sollten Sie die Badewanne verlassen. Durch die Wärmeeinwirkung kann die Öffnung des Muttermundes sehr viel schneller voranschreiten und die Intensität der Wehen nicht so stark wahrgenommen werden. (Als ich aus der Badewanne stieg, hatte ich gerade noch genügend Zeit, mich auf das Bett zu legen, ehe die Preßwehen einsetzten.) Die meisten Hebammen und Ärzte sind auf eine Unterwassergeburt nicht eingerichtet.

> Wärme ist nicht angebracht bei überhöhtem Blutdruck oder starkem Schwitzen der werdenden Mutter. Bei vorzeitigem Blasensprung darf wegen der erhöhten Infektionsgefahr nicht gebadet werden.

Die schwerste Phase der Geburt

Für gewöhnlich dauert die Übergangsphase, der schwerste Teil der Geburt, nicht länger als etwa 10 bis 40 Minuten, bis der Muttermund völlig, das heißt auf 10 cm, eröffnet ist. Sie stellt die höchste Anforderung an Ihre Kraft, Konzentration und Selbstdisziplin. Die Kontraktionen werden länger und stärker und erfol-

Die natürliche und sanfte Geburt

gen oft in unregelmäßigen Abständen kurz hintereinander oder manchmal auch ohne Pause, dicht aufeinander. Es können leichte Kreislaufbeschwerden, Übelkeit, Zittern der Beine oder des ganzen Körpers auftreten. Vielleicht ist auch schon ein leichter Preßdrang zu spüren. Wenn eine Frau auf diese Geburtsphase nicht vorbereitet ist, kann es passieren, daß sie sich von der Stärke und Wucht der Kontraktionen überrollen läßt, in Panik gerät oder den Mut verliert. Denken Sie daran, daß diese Phase die kurz bevorstehende Geburt Ihres Kindes ankündet, und daß sie um so schneller beendet ist, je mehr es Ihnen gelingt, loszulassen und mit dem Geburtsgeschehen zu fließen. Jede Angst vor dem Schmerz verursacht, über unnatürliche Verkrampfung der Muskulatur, echten Schmerz. Zudem behindert eine Verkrampfung der Uterusmuskulatur den Blutkreislauf von und zur Gebärmutter und gefährdet die Sauerstoffversorgung des Kindes. Auch Ihr Kind hat jetzt schwere Arbeit zu leisten. Es wird von den machtvollen Kontraktionen des Uterus erfaßt, zusammengepreßt und in Richtung Geburtskanal geschoben. Sein Kopf wird hart gegen den Beckenboden gedrückt, um den Geburtsausgang zu öffnen. Wie heftig dieser Druck ist und wieviel der kleine Kopf aushalten muß, kann man oft an den roten Druckstellen, den sogenannten Geburtsgeschwülsten und Blutergüssen sehen. Auch das Kind braucht also all seine Kraft, ehe es das Licht der Welt erblicken und in Ihren Armen ausruhen darf. Wenn Sie in dieser schwersten Phase der Geburt nicht vergessen, daß Ihr Verhalten weitgehend bestimmt, wie leicht das Kind auf seinem Weg durch den Geburtskanal vorankommt, wird es Ihnen bestimmt leichter fallen, ruhig und diszipliniert zu bleiben.

Auf dem Höhepunkt der Kontraktionen werden Ihre Atemzüge jetzt wahrscheinlich sehr flach und kurz sein. Die Kontraktionen rollen nicht mehr langsam an, sondern scheinen oft nur noch aus Höhepunkten zu bestehen. Die Entspannung fällt in dieser Phase sehr schwer. Versuchen Sie trotzdem, sobald die Wehen etwas nachlassen, tief aus- und einzuatmen, Sie und Ihr Kind brauchen den Sauerstoff. Versuchen Sie auch, Gesicht und Beckenboden entspannt zu halten. Öffnen Sie den Mund leicht und seufzen oder stöhnen Sie laut aus, wenn Ihnen danach zumute ist. Verkrampfen Sie sich aber nicht, indem Sie jammern oder klagen.

Die Seitenlage oder der Vierfüßerstand werden in dieser Geburtsphase meist als angenehm empfunden. Probieren Sie verschiedene Positionen aus und wechseln Sie bei Bedarf häufig. Ihr Partner kann Ihnen Hilfestellung leisten, indem er Ihre Beine und Ihren Rücken massiert oder am unteren Rücken mit seiner Hand Gegendruck leistet. Lassen Sie ihn wissen, was Ihnen gut tut. Sie können seine Hand halten und diese mit jeder Kontraktion fest drücken, ihm in die Augen schauen, ihn in die Arme nehmen oder sich von ihm umarmen und ihn so an der Geburt teilhaben lassen. Es kann aber auch sein, daß Ihre Aufmerksamkeit und Konzentration völlig von der Geburtsarbeit in Anspruch genommen sind, so daß Sie alles um sich herum vergessen und sich auf einer völlig anderen Ebene der Wahrnehmung befinden, wo Sie, ganz nach innen genommen, nur noch der machtvollen Energie und Bewegung innerhalb Ihres Körpers bewußt sind. Vielleicht machen Sie dabei eine der intensivsten Mediationserfahrungen Ihres Lebens.

Die Austreibungsphase

Endlich ist es soweit, die Geburt Ihres Kindes ist jetzt greifbar nahe. Die Kontraktionen erfolgen wieder regelmäßiger und in längeren Abständen, der Muttermund ist völlig geöffnet. Nun dürfen und sollen Sie dem Preßdrang nachgeben und aktiv bei der Geburt Ihres Kindes mitarbeiten. Nehmen Sie eine Position ein, die für Sie effektiv und angenehm und für Arzt und Hebamme akzeptabel ist. Die gängigste Haltung ist die aufgerichtete Rückenlage, mit vielen dicken Kissen oder Decken im Kreuz, so daß Sie halb sitzen. Sie können sich auch von Ihrem Partner, der hinter Ihnen sitzt, stützen lassen. Wenn Sie die Möglichkeit haben, stellen Sie einen Spiegel am Fußende auf. Es wird Sie inspirieren und Ihnen unglaubliche Kräfte verleihen, wenn der Kopf Ihres Kindes am Scheidenausgang langsam sichtbar wird. Zum Pressen winkeln Sie in dieser Position die Beine an, spreizen sie weit auseinander und ziehen sie dicht an den Körper heran, indem Sie mit den Händen in die Kniekehlen greifen oder die Unterschenkel über die Unterarme hängen lassen. Das Kinn nehmen Sie auf die Brust und stemmen sich beim Pressen mit dem Kreuz auf der Unterlage ab. Eine andere günstige Geburtsposition ist die Hocke, da hier die Schwerkraft dem Kind auf seinem Weg nach unten hilft und das Pressen erleichtert. Allerdings fällt vielen Frauen die – zwischen den Preßwehen sehr wichtige – Entspannung hierbei schwer.

Außerdem erschwert diese Haltung der Hebamme oder dem Arzt das Beobachten und Stützen des Damms beim Durchtreten des kindlichen Kopfes. Sprechen Sie deshalb vor der Geburt mit Arzt oder Hebamme über mögliche Geburtspositionen. Eine Alternative bietet hier auch der Gebärstuhl.

Die natürliche und sanfte Geburt

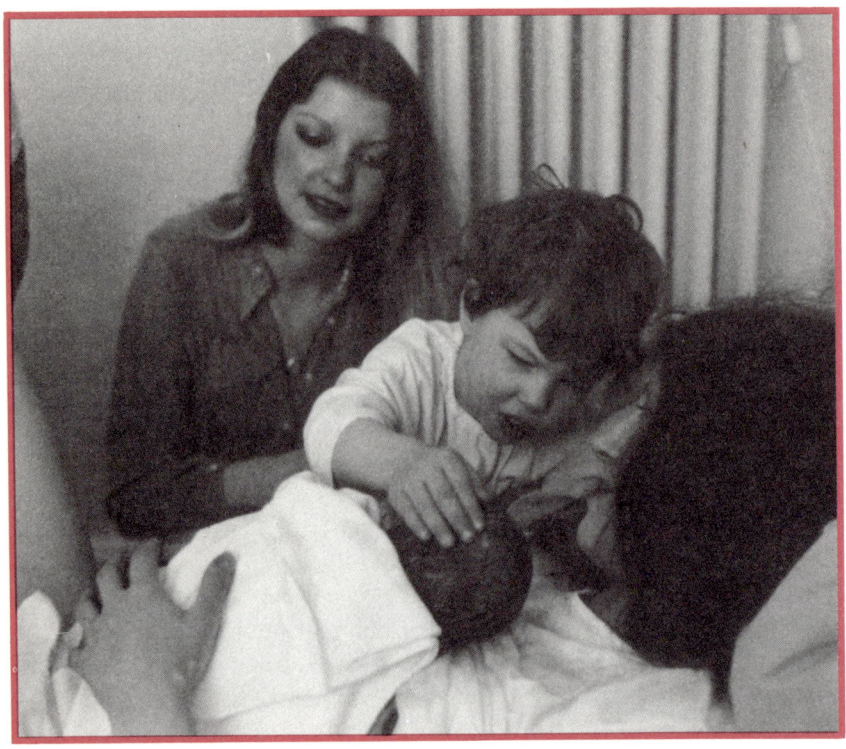

Entspannung und tiefes Atmen zwischen den Wehen sind während dieser Phase besonders wichtig, um Ihrem Kind eine ausreichende Sauerstoffzufuhr über das mütterliche Blut zu sichern. Beim Zusammenziehen der Gebärmutter werden nämlich die Blutgefäße abgedrosselt und die Blutzufuhr zur Plazenta stark vermindert. Erfolgt in der Wehenpause die notwendige Entspannung und das tiefe Atmen der Muter, so werden die Blutgefäße wieder weit und der lebensnotwendige Sauerstoff fließt durch die Nabelschnur zum Kind und erlöst es von einer möglichen Erstickungsgefahr. Wenn Sie den Drang zum Pressen verspüren, nehmen Sie die entsprechende Position ein und atmen Sie zweimal tief aus und ein. Halten Sie beim zweiten Atemzug den Atem an und pressen Sie mit aller Kraft und unter größter Anspannung der Bauchmuskeln in Richtung Scheidenausgang, wo Sie Gegendruck verspüren. Achten Sie darauf, den Beckenboden und die Gesichtsmuskulatur wenn irgend

Die Austreibungsphase

möglich entspannt zu halten. Halten Sie den Atem so lange es geht. Wenn es nicht mehr geht, atmen Sie schnell aus und wieder tief ein um die restliche Preßwehe noch zu nutzen. Besonders Erstgebärende müssen beim Pressen einen Augenblick der Furcht ein Gefühl des „Platzens" überwinden. Haben Sie keine Sorge, die Hebamme oder der Arzt werden den Damm genauestens beobachten. Mit dem Eintritt des kindlichen Kopfes in die Geburtsöffnung, dem sogenannten „Schneiden", weil es sich für die werdende Mutter durch ein schneidendes, stechendes Gefühl am Beckenboden bemerkbar macht, werden sie den Damm stützen und, bei zu schnellem Durchtreten des Kopfes, die Mutter bitten für einen Moment nicht mehr mitzupressen, um einen Dammriß zu verhindern. Hierzu wenden Sie die Atemtechnik des „Hechelns" an, die aus kurzen hechelnden Atemzügen besteht, und mit denen Sie Ihren Drang zum Mitpressen zurückhalten. Inzwischen „entwickelt" die Hebamme oder der Arzt den kindlichen Kopf und mit der nächsten Preßwehe ist der Kopf des Kindes geboren. Damit ist der schwierigste Teil der Geburt beendet. Der übrige Körper des Kindes gleitet jetzt mühelos heraus und Sie werden es vielleicht kaum fassen können, daß Ihr Kind bereits geboren ist. Diesen Augenblick der eigentlichen Geburt des Kindes zu beschreiben ist fast unmöglich. Für mich persönlich war es immer wieder unfaßbar, daß sich ein solch vollkommenes Wesen in meinem Bauch entwickelt hat. Es war ein Gefühl von größter Ehrfurcht und Dankbarkeit, von Lachen und Weinen gleichzeitig. Ein Moment der tiefsten Stille und der unmittelbaren Erfahrung des völligen im Hier-und-Jetzt-Seins, – das erste Zusammentreffen mit „meinem" Kind, das sich mir unauslöschbar eingeprägt hat.

Wenn die Nabelschnur nicht mehr pulsiert, wird die Hebamme das Kind abnabeln und so versorgen, wie Sie es vorher abgesprochen haben. Wenn es die Umstände erlauben, behalten Sie Ihr Baby bei sich. Halten Sie es in Ihren Armen, streicheln Sie es und kommunizieren Sie mit ihm. Bedecken sie es eventuell mit einem zarten Seiden- oder Baumwolltuch und legen Sie eine leichte Wolldecke darüber oder wärmen Sie es, wenn die Raumtemperatur es erlaubt, mit Ihrem Körper. Viele Babys lieben es, bereits unmittelbar nach der Geburt an der mütterlichen Brust zu saugen, was die Milchbildung fördert und den Uterus zu einem erneuten Zusammenziehen anregt, um in der Nachgeburtsphase die Plazenta auszustoßen. Damit ist die Geburt beendet.

5. KAPITEL

Nach der Geburt

Ist die Geburt normal und ohne oder mit möglichst wenigen Medikamenten verlaufen, wird sich die Mutter meist schnell erholen und die Rückbildung, der durch Schwangerschaft und Geburt beanspruchten und überdehnten Partien und Organe wie Baudecke, Beckenboden, Scheidenmuskulatur und Gebärmutter ohne Probleme vonstatten gehen. Die sogenannten Retraktionen oder Nachwehen bewirken das Zusammenziehen der Gebärmutter nach der Geburt, die sich in den nächsten 4–6 Wochen von etwa 1000 Gramm auf ihr normales Gewicht von etwa 50 Gramm zurückbilden muß. In den ersten Tagen ist sie unter der jetzt weichen Bauchdecke noch als fester Ball gut fühlbar, der sich im Laufe der Rückbildungszeit (7–10 Tage) immer mehr verkleinert und am Ende des Wochenbettes, zwischen dem 7. und 10. Tag nach der Geburt, nicht mehr fühlbar ist.

Die Nachwehen und die Rückbildung

Die Nachwehen können bei Mehrfachgebärenden recht schmerzhaft sein und treten beim Stillen intensiver auf. Die Stimulation der Brustwarzen bewirkt ein verstärktes Zusammenziehen der Gebärmutter, weshalb unter anderem das Stillen gleich nach der Geburt und in den Stunden danach sehr wirkungsvoll ist. Hier bewährt sich das gleiche Verhalten wie auch während der Geburtswehen: Den Atem tief im Bauch spüren, tief und ruhig atmen, sich völlig entspannen und loslassen. Die intensiven Nachwehen zeigen an, daß sich die Gebärmutter gut und schnell zurückbildet; nach etwa 2–3 Tagen werden sie immer weniger spürbar und machen sich bald nur noch durch ein leichtes Ziehen bemerkbar.

Kalte Leibwickel oder eine kalte Wärmflasche auf den Bauch fördern die Rückbildung und verhindern eine Muskelerschlaffung der Bauchwände, ein zu langes Nachbluten oder einen Sekretstau. Man sollte sie aber nur dann anwenden, wenn der übrige Körper dabei warm bleibt und man nicht friert. Gute Dienste leistet auch kaltes Abduschen des Unterleibs oder, wenn es die Konstitution erlaubt, des ganzen Körpers. Auch hierbei sollte der Körper vorher und nachher gut warm sein, speziell die Brüste müssen, besonders in den ersten Tagen und Wochen der Milchbildung, gut warmgehalten werden. Man kann mit einer warmen Dusche beginnen und kalt abschließen, anschließend frottiert man den Körper schnell und mit

Die Nachwehen und die Rückbildung

einem nicht zu weichen Handtuch und legt sich zum Aufwärmen eventuell ins Bett.

Während des Liegens empfiehlt es sich, so oft wie möglich die Bauchlage einzunehmen. Sie können ein Kissen oder eine Decke zu einer festen Rolle zusammenlegen und unter den Bauch schieben. Kopf und Arme ruhen dabei auf einem kleinen Kissen und die Brust bleibt so vor einem Druck auf die Unterlage weitgehend geschützt. Diese Haltung fördert die Rückbildung der Gebärmutter, verhindert eine Abknickung und kräftigt die Bauchdecke.

Leichte Übungen direkt nach der Geburt

Mit den ersten leichten Übungen können Sie bereits am ersten bis zweiten Tag nach der Geburt beginnen. Dazu gehören in erster Linie die „Yogi-Vollatmung", die „Tiefe Bauchatmung" und die Tiefenentspannung wie zum Beispiel den „Schwamm".

Achten Sie bei den Atemübungen besonders auf das Ausatmen: Atmen Sie völlig aus und ziehen Sie dabei den Bauch weit ein, als wollten Sie ihn hinten gegen die Wirbelsäule drücken. Lassen Sie den Atem dann von selbst wieder einströmen und wölben Sie den Bauch mit dem Einatmen weit nach vorne. Dann entspannen Sie sich.

Den „Schwamm" üben Sie indem Sie, wie im Kapitel über die „Tiefenentspannung" beschrieben, alle Körperteile fest anspannen und dann wieder entspannen unter besonderer Beachtung des Beckenbodens und der Bauchmuskulatur, die Sie jetzt richtig anspannen dürfen und sollen.

Das „Aswini-Mudra" stellt eine der wirkungsvollsten Hilfen bei der Rückbildung und Kräftigung der Scheiden- und Dammuskulatur und der Unterleibsorgane dar. Führen Sie es aus, sooft Sie daran denken, hierbei können Sie sich nicht überanstrengen.

Direkt nach einer normalen Geburt oder einige Stunden danach können Sie kurz aufstehen und etwas umhergehen; das regt den Kreislauf an und beugt einer etwaigen Thrombose oder Embolie vor. Beachten Sie aber hierbei, wie auch bei den folgenden Übungen, daß das Wochenbett und die Rückbildungszeit Ihrer Erholung und Kräftigung dienen soll. Ruhen Sie sooft wie möglich und üben Sie nicht, wenn Sie sich erschöpft und müde fühlen.

Nach den ersten 7–10 Tagen der Geburt können Sie alle im Übungsteil beschriebenen Asanas ausführen. Für die Rückbildung besonders effektiv sind die Haltungen, die auf Bauch und Unterleibsorgane und Bauch- und Rückenmuskulatur wirken. (Siehe hierzu die Übersicht auf Seite 38.)

Nach der Geburt

Spreizübungen wie „Hocke", „Schakti-Haltung", „Beinspreizen", „Spagat" und „Tapferkeitshaltung" sollten erst nach etwa 6 Wochen wieder eingenommen werden, um die Beckenbodenmuskulatur nicht noch mehr zu dehnen. Auch nach dieser Zeit ist es anfangs noch empfehlenswert, sie mit dem „Aswini-Mudra" zu kombinieren.

> Vermeiden Sie während der ersten zwei Wochen ein gleichzeitiges Heben beider Beine und richten Sie sich aus der Rückenlage noch über die Seite auf. Die durch Schwangerschaft und Geburt gedehnten Bauchmuskeln sind in dieser Zeit meist noch nicht kräftig genug und es besteht die Gefahr eines Bauchwandbruches oder einer schlechten Rückbildung der geraden Bauchmuskeln.

Nach sechs Wochen etwa ist die Rückbildung der Unterleibsorgane abgeschlossen. Die Gebärmutter hat ihre anfängliche Größe endgültig wiedergewonnen, die Verdauungsorgane sind in ihre ursprüngliche Lage zurückgerückt und Scheiden-, Beckenboden- und Bauchmuskulatur sind gekräftigt und fest.

Wenn Ihr Arzt bei der nun fälligen Nachuntersuchung feststellt, daß alles in Ordnung ist, können Sie wieder alle Yoga-Übungen ausführen, was Ihnen helfen wird, Ihre ursprüngliche Figur wiederzugewinnen oder eine bessere zu erlangen und Ihnen Ruhe und Ausgeglichenheit schenkt.

Übungen zur Rückbildung und Kräftigung

Wenn die Geburt normal und ohne Komplikationen verlaufen ist, können Sie die folgenden Übungen ab dem dritten Tag durchführen. Üben Sie aber immer nur so lange und so viel, wie Sie ohne Anstrengung und Ermüdung verkraften können.

Asana	Bemerkung	Beschreibung Seite
Beckenkippen	Ziehen Sie, wenn Sie die Wirbelsäule gegen den Boden drücken, mit dem Ausatmen den Bauch weit ein und spannen Sie den Beckenboden an.	66
Krokodil	—	
Kniedruck	Nun, nachdem der Bauch weg ist, können Sie die Beine mit geschlossenen Knien hoch an die Brust heranziehen. Mit „Aswini-Mudra" kombinieren.	56
Einseitiges Beinheben	—	65
Seitliches Beinheben	—	64
Halbe Brücke	Ziehen Sie den Bauch mit dem Ausatmen fest ein und strecken ihn mit dem Einatmen weit heraus.	80
Katze	Atmen Sie in der Katzenbuckelphase aus, halten Sie den Atem kurz an und ziehen Sie in kurzen Abständen den Bauch ein und stecken ihn heraus. Atmen Sie dann tief ein und gehen Sie in die Hohlkreuzphase über.	82

Ausblick

Bildeten Mutter und Kind während der Schwangerschaft eine völlige körperliche Einheit, so beginnt nun, nach der Geburt, eine Zeit der Umstellung für beide. Gewissermaßen treffen jetzt zwei Menschen aufeinander, die geistig und emotional innig miteinander verbunden sind und die sich nun erst einmal kennenlernen und aneinander gewöhnen müssen. Das Kind ist in jeder Beziehung völlig von seiner Mutter abhängig, und die Mutter hat das Bedürfnis, dem Kind nahe zu sein, es zu nähren, zu pflegen und in den Armen zu halten. Wie ein feiner Strom fließt die Liebe zwischen Mutter und Kind, die für das Kind so lebensnotwendig sind. Es braucht die liebevolle Zuwendung, Ansprache und Beruhigung so nötig wie die leibliche Nahrung und Pflege. In dieser ersten Zeit verkörpert die Mutter für das Kind die ganze Welt, und durch diese erste menschliche Beziehung prägt sich seine spätere Einstellung und sein Vertrauen ins Leben. Daher sollte die Mutter ihrem natürlichen Gefühl, auf die Bedürfnisse des Kindes einzugehen, folgen. Kein Kind schreit grundlos und die Befürchtung, es in diesem frühen Alter schon zu verwöhnen, ist hier fehl am Platz. Es gibt stille Babys, die von Anfang an ein großes Ruhebedürfnis haben und viel schlafen. Andere, und sie scheinen in der Mehrzahl zu sein, kommen kaum zur Ruhe und sind erst zufrieden, wenn sie an der mütterlichen Brust liegen und die Nähe und Wärme der Mutter spüren. Manche Babys lieben es auch, möglichst oft am Familiengeschehen teilzuhaben und schlafen inmitten der häuslichen Aktivitäten am ruhigsten.

Jede Mutter wird nach einiger Zeit die individuellen Bedürfnisse ihres Kindes herausfinden und sich darauf einstellen. Es wird aber auch Zeiten geben, in denen das Kind scheinbar grundlos und endlos schreit und sich kaum beruhigen läßt. Oftmals kündet sich so eine latente Krankheit an oder auch die ersten Zähnchen (frühestens ab 4. Monat). Häufige Gründe für das endlose Schreien sind, besonders im frühen Babyalter, Blähungen, die für das kleine Kind sehr unangenehm und schmerzhaft sein können. Dann schaffen warmer Fencheltee, eine Wärmflasche oder die warme Hand auf dem Bauch und liebevolle Zuwendung Abhilfe. In hartnäckigen Fällen gibt es einige hilfreiche pflanzliche Medikamente, die Ihnen Ihr Kinderarzt verschreiben kann.

Alles in allem kann die erste Zeit mit einem „anspruchsvollen", lebhaften Baby für die Mutter recht anstren-

Ausblick

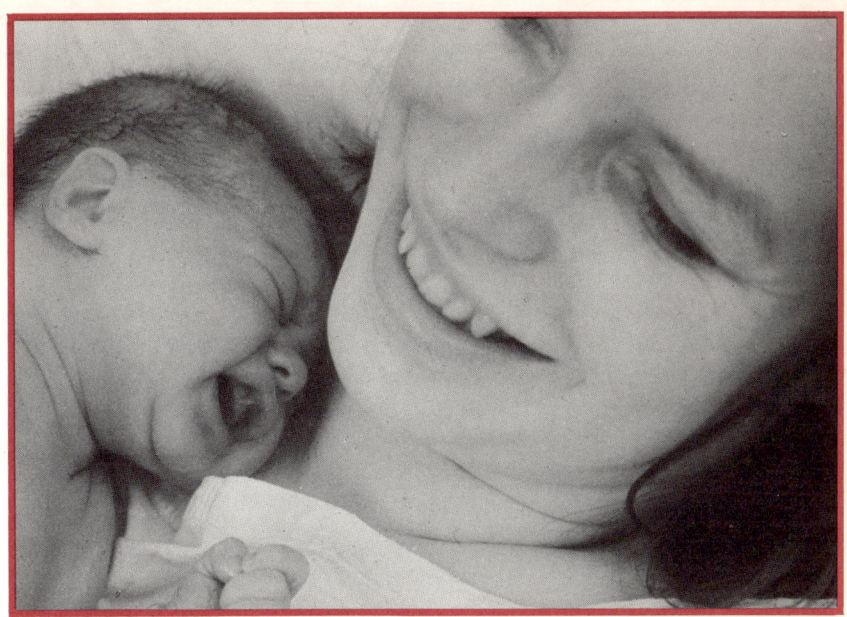

gend sein, besonders, wenn es sich um das erste handelt.
Gerade in dieser ersten Zeit mit dem Kind ist es nötig, innerlich zur Ruhe zu kommen und nicht die Nerven zu verlieren, wenn das Kind auch nachts oft wach wird und schreit, was bei fast allen Kindern der Fall ist, da sie zuerst noch nicht recht zwischen Tag und Nacht unterscheiden können. Yogaübungen, Tiefenentspannung und Meditation sind gerade jetzt eine große Hilfe. Selbst wenn es anfangs noch nicht möglich ist, sie zu einer festen Zeit am Tage durchzuführen, so wirken oft schon zehn Minuten völliger Entspannung oder Meditation Wunder und schenken neue Kraft und Energie. Man kann dafür ruhig einmal den Abwasch oder sonstige Hausarbeit liegen lassen und die Zeit, in der das Kind schläft, zur eigenen Regeneration nutzen. Die innere Ruhe und Gelassenheit, die Sie in dieser Zeit gewinnen, kommt Ihnen und damit letztendlich auch Ihrem Kind zugute. Auch das Stillen kann zu einer Quelle der Entspannung und des Friedens werden. An der mütterlichen Brust wird das Kind „ge-stillt", es wird still und Mutter und Kind werden wieder ganz eins. Geben Sie sich beim Stillen ganz Ihrem Baby hin und spüren Sie den warmen Liebesstrom, der zwischen Ihnen bei-

den fließt. Mit der Muttermilch nimmt das Kind nicht nur physische Nahrung auf. Sein ganzes Wesen trinkt die mütterliche Liebe und Zärtlichkeit und sättigt sich damit. Ebenso empfängt die Mutter in dem Sich-Geben Kraft und Liebe und wird damit erfüllt. So kann das Stillen zu einer beglückenden Meditations- und Einheitserfahrung für Mutter und Kind werden.

Die Fähigkeit des „Sich-Geben-könnens" ist das Geheimnis wirklicher Mutterschaft und letztendlich wirklichen Mensch-Seins. Während Schwangerschaft und Geburt wird die werdende Mutter zum Tor für ein neues Wesen, dem sie die Möglichkiet gibt, sich hier auf der Erde zu verkörpern. Nach der Geburt hilft ihre Liebe und Fürsorge diesem neuen, kleinen Menschen zu wachsen und behütet und begleitet ihn während der unterschiedlichsten Phasen der Kindheit, bis er schließlich als Erwachsener beginnt, die eigene Verantwortung für sein Leben zu ergreifen. Mögen Yoga und Meditation bei dieser oftmals nicht leichten, aber immer großen und schönen Aufgabe Hilfe und Wegweiser sein und die Mutter mit ihrem Kind wachsen lassen.